KB040928

평생 살찌지 않는
몸으로 만들기

아침 과일 습관

류은경 지음

샘터

오늘부터

아침 사과와 제철 과일로

건강하고 요요 없는 다이어트를

시작합니다

건강하고 맛있는 아침 과일

사과

예뻐지고 젊어지고 싶은 사람이라면 사과의 매력을 꼭 기억하자. 강력한 항산화 효과로 심장질환에 좋은 퀘르세틴, 장수 유전자로 밝혀진 피세틴, 근육 형성에 중요한 역할을 하는 우르솔산, 변비를 하루 만에 탈출하게 만드는 펙틴이 있다. 당뇨와 고혈압을 개선해주고 콜레스테롤 수치를 낮춰주면서 피부 재생과 탄력에도 효과적이다.

참외

칼슘과 인, 베타카로틴과 엽산 등 비타민과 미네랄이 많아 여름에 먹는 보양식과 같다. 참외의 베타카로틴은 항산화 효과와 세포 재생을 도와 소화기 점막 건강에 좋다. 포도당과 과당이 바로 에너지가 되면서 당분 함량이 적어 혈당을 올리지 않는다. 칼륨이 풍부해 이뇨 작용을 도와 부종이 생길 때 좋다. 여름 제철 과일로 풍부한 식이섬유가 함유되어 변비에도 좋다.

포도

포도는 《동의보감》, 《본초강목》, 《신농본초경》에서도 소개될 만큼, 기력을 보호해주는 약이 되는 과일이다. 포도의 레스베라트롤은 모세혈관을 튼튼하게 해주므로 혈관 건강을 챙겨준다. 포도의 비타민과 항산화 성분은 해독력이 탁월해 지방간, 심혈관질환, 고혈압에 도움이 된다. 포도씨 추출물은 인슐린 저항성과 지방 분해 작용이 탁월하다. 여름철 한 끼 식사로 먹으면 에너지가 넘치고 장내 유익균 증가로 장도 튼튼해진다.

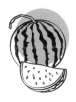

수박

수박은 시트룰린, 아르기닌이 풍부해 노폐물을 내보내는 자연의 이 뇨제다. 라이코펜이라는 항산화 성분으로 전립선암을 비롯해 암 예 방에 좋은 과일이다. 칼륨이 풍부해 고혈압에도 도움이 된다. 달콤하 지만 당분은 100g당 5g 정도의 저당도 과일로 안심하고 많이 먹어 도 된다. 또한 콜레스테롤을 낮춰주고 지방대사에 도움을 준다.

바나나

바나나는 칼륨과 마그네슘이 풍부해 근육 경련과 근육 형성에 좋은 과일이다. 바나나의 펙틴은 가스가 잘 유발하는 사람의 장 점막을 건 강하게 해준다. 클로로겐산과 베타카로틴이 풍부에 피부가 맑아지고 면역력이 좋아진다. 위산이 많아 신맛 과일을 못 먹는 사람들에게 훌 륭한 비타민과 미네랄을 공급해준다. 바나나의 트립토판 성분이 세 로토닌과 멜라토닌 호르몬 형성을 돕는다.

토마토

토마토에는 베타카로틴과 비타민C, 비타민E가 풍부하다. 토마토의 라이코펜은 간과 심장 건강, 피부 탄력과 암 예방에 좋다. 토마토는 부갑상선 호르몬의 작용을 도와 뼈를 튼튼하게 해준다. 지방대사를 돕는 비타민B군이 풍부해 건강하게 살 빠지게 한다. 감칠맛을 내는 글루탐산이 풍부해 요리와의 활용도가 높다.

아침 과일 습관이 필요합니다

사진을 찍으려고 카메라 앞에 서면 '자연스럽게' 포즈를 취하라고 합니다. 우리는 '자연스러운' 것을 좋아합니다. 인위적인 친절이나 배려, 계획적인 사랑에 마음이 가지 않습니다. 그런데 음식은 인위적으로 가공한 것과 가열한 것을 자연의 것보다 더 좋아합니다. 음식 그 자체보다 영양소 성분이 더 중요한 시대가 되었습니다.

우리가 먹어야 할 음식은 자연에서 온 음식입니다. 생으로, 통으로 먹는 음식에는 생명의 빛, 효소가 담겨 있습니다. 효소가 충분한 음식을 먹으면 과식을 안 하게 되며 살찌기 어렵습니다. 과식을 부르는 것은 가공한 음식과 가열한 음식 때문이죠. 과일과 채소는 효소가 많은 음식인데 유난히 과일은 채소에 비해 편견이 가득합니다.

과일을 비만의 원인인 '당'으로 보는 영양학의 관점보다 생명의 효소가 담긴 '음식'의 관점으로 보는 것이 필요합니다. 내 몸에 '자연스러운' 음식을 선택하면 건강과 다이어트는 쉬워집니다. 독한 의지로 참는 것보다 맛있는 것을 먹고 싶은 욕구를 살려 '자연스럽게' 먹는 방법이 더 확실합니다.

아침 과일 다이어트를 시작한 분들은 체지방 감량뿐 아니라 알레르기, 원형탈모, 소화장애, 위염과 당뇨가 개선되며 소중한 건강을 얻게 되었다고 합니다. 아침 과일이 습관이 되면서 만성 피로로부터 벗어나게 되었다고, 매일 맞이하는 아침이 즐거워졌다고 합니다.

'아침 과일 다이어트'는 체지방이 빠지는 인류로 다이이드의 부작용이 전혀 없으면서 평생 건강하고 날씬한 체질을 유지할 수 있게 합니다. 유행하는 다이어트에 몸과 마음이 지쳤다면 자연스럽고 순수한 음식으로 몸의 균형을 찾으시길 기원합니다.

지금부터 가장 자연스러운 다이어트이자 배부르고 맛있는 아침 과일 다이어트를 시작해보세요. 그리고 나와의 약속, 세 가지를 지키기로 합니다.

순수한 음식을 사랑하기
몸의 리듬을 타기
몸의 균형을 추구하기

2020년 여름
류은경

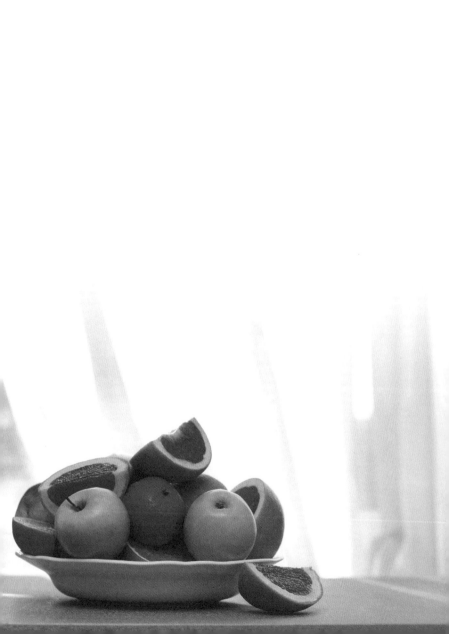

1장

다이어트, 생각을 바꾼다

2장

다이어트, 태도를 바꾼다

3장

다이어트, 과일에서 시작한다

4장

건강한 습관, 아침 과일 다이어트

다이어트,
생각을 바꾼다

건강한 음식은 우리 몸을 살찌게 하지 않는다.
건강한 몸은 절대 살찌지 않는다.

건강한 다이어트는
소화에서 시작한다

누구나 소화가 잘 안되거나 배에 가스가 찬 경험을 해봤을 것이다. 골고루 잘 먹었는데 이상하게 배가 더부룩하고 힘들다. 살이 안 찌려면 소화가 잘되고 몸도 가뿐해야 한다. 소화(消火)란 섭취한 음식을 흡수할 수 있는 형태로 분해하는 과정이다. 배부르게 먹어도 살이 찌지 않기 위한 첫 번째 방법은 내가 섭취한 음식의 영양소를 완전히 분해하여 흡수하고 모두 에너지로 사용하는 것이다. 완전 연소를 위해서 반드시 필요한 과정이 활발한 소화력이다.

어렸을 때부터 "가리지 말고 골고루 잘 먹어라!"라는 말을 많이 들어왔다. 진짜 골고루 잘 먹어야 건강하다면 많은 왕들은 그렇게 골고루 드시고도 왜 수명이 40~50세로 짧았을까? 우리는 '잘' 먹는다는 말을 '잘' 이해해야 배부르고 건강한 다이어트를 할 수 있다.

잘 먹으라는 뜻은 영양소가 우리 몸에 잘 흡수된 상태를 말한다. 하지만 동시에 다양한 음식을 마구 섞어 먹으면 소화가 아니라 부패가 일어나게 된다. 뷔페에 다녀오면 한번쯤 느껴봤을 불편한 증상이 있다. 잘 먹었는데 속은 더부룩하고 피곤하다. 소화가 잘 안된 날은 내 몸속에서 부패물이 많이 생겼다고 생각하면 된다. 이 부패물을 처리하느라 몸은 점점 더 지쳐간다. 잘 먹은 음식이 하나도 영양으로 흡수되지 않는다.

그러면 어떻게 하면 잘 먹고 잘 소화시킬 수 있을까? 다양한 영양이 섞여 있는 음식을 완전히 소화시키고 연소시켜 몸에 쌓이는 것이 없는 상태가 성공한 다이어트이다. 우리 몸은 탄수화물과 지방과 단백질을 다 소화시킬 수 있는 소화 효소를 가지고 있다. 탄수화물은 아밀라아제(amylase), 단백질은 펩티다아제(peptidase), 지방은 리파아제(lipase)에 의해서 소화가 된다.

사실 음식도 자세히 보면 다양한 영양소를 같이 머금고 있다. 달콤하고 상큼한 과일이나 싱싱한 야채, 우리의 주식인 쌀에도 탄수화물만 있는 것이 아니라 단백질과 지방도 조금씩 같이 가지고 있다. 지방이 많은 부위의 고기도 단백질은 절반 정도이다. 세 가지 소화 효소는 동시에 같이 일을 하는 것보다 좀 따로

아침 과일 습관

따로 일하는 것이 더 좋다. 각각의 소화 효소가 활성화되는 환경이 다르기 때문이다. 우리 몸이 소화하는 과정을 살펴보자.

먼저, 음식을 먹기 전에 물을 마시면 좋다. 운동 전 워밍업을 하듯 물이 위장관을 활발하게 만들어주기 때문이다. 음식을 섭취하기 30분 전에 물을 마시면 소화관 호르몬인 모틸린(motilin)이 나와서 위 내용물을 소장으로 잘 보내준다. 음식을 딱 보면 자동반사로 입에서 침이 나온다. 솔직히 맛있는 음식을 상상만 해도 침이 고인다. 침이 하는 일은 단지 소화시키는 일뿐만 아니라 음식에 같이 따라온 쓸모없는 것들을 제거해주기도 한다.

침은 항균, 항바이러스 기능과 함께 충치도 예방한다. 제일 중요한 것은 탄수화물을 분해하는 효소인 아밀라아제를 가지고 있다는 것이다. 탄수화물 소화는 오직 이 아밀라아제에 의해 포도당으로 분해되어 에너지로 사용된다. 인체의 첫 번째 에너지원이 포도당이다.

그런데 우리는 국이나 찌개에 밥을 말아 먹거나 중간에 입이 텁텁하다며 물을 후르륵 마시는 식습관이 있다. 그래도 우리 대부분은 잘 살고 있다. 행여나 입에서 대충 넘길까봐 침샘뿐만 아니라 췌장에서도 아밀라아제를 만들어내기 때문이다. 그래서 덜 씹은 밥도 소화가 된다. 하지만 너무 자주 그러면 췌장이 과로로 쓰러질 수 있다. 췌장은 그 외에도 할 일이 너무 많은 장기이기 때문이다.

췌장은 혈당 조절 호르몬인 인슐린과 글루카곤도 만들고, 단백질과 지방의 소화 효소도 척척 만들어낸다. 여기에 침샘의 일까지 덤으로 시키면 췌장이 과로로 쓰러지게 된다. 결국 인슐린도 못 만들고 망가지게 되는 상태가 된다. 따라서 우리는 이처럼 다양하고 중요한 일을 하는 췌장을 위해 꼭꼭 씹어 먹고, 식사 중간에 물도 마시지 않는 것이 좋다.

밥이나 빵이나 과자 같은 탄수화물 음식을 지나치게 많이 섭취해서 남은 당은 우리 몸에서 글리코겐으로 바뀌어 혈관이나 간에 지방의 모습으로 저장한다. 음식을 구하기 어려울 때에도 에너지를 만들어내기 위한 생명 유지 시스템이다. 아밀라아제는 PH7 정도로 중성이다. 일반적으로 이보다 적으면 산성, 높으면 알칼리성이다. 사람의 몸은 PH7.44 약알칼리성을 유지하고 있다. 참고로 위액은 PH1~3, 탄산음료는 2.5~3.5, 순수한 물은 7 정도의 산도이다.

콩이나 소고기나 돼지고기 같은 단백질 음식을 먹으면 펩티다아제에 의해 아미노산으로 분해된다. 펩티다아제는 종류가 다양하다. 펩티다아제의 하나인 펩신은 위에서 나오고 트립신은 췌장과 소장의 상피에서 나온다. 단백질이 분해된 아미노산은 여러 배열을 통해 다양한 모습으로 우리 몸을 만든다. 아미노산은 배열에 따라 머리카락부터 손톱과 발톱, 항체와 혈구 등의 원료가 되기 때문에 너무 중요하다.

필수 아미노산은 반드시 음식을 통해 섭취해야만 한다. 하지만 지나치게 많은 단백질을 섭취하면 당이나 지방으로 바뀌어 저장된다. 펩티다아제의 산도는 PH2로 위산과 같은 농도이다. 아밀라아제보다 산성이 더 강하다. 이 말은 서로 섞였을 때 효율이 떨어진다는 의미이다. 동시에 밥과 빵을 먹게 되면 소화력은 떨어질 수밖에 없다.

지방의 소화는 췌장에서 만드는 리파아제(lipase)에 의해 이루어진다. 지방은 포화지방, 불포화지방, 중성지방(triglyceride), 콜레스테롤(cholesterol)과 인지질(phospholipid)로 이루어져 있다. 지방은 칼로리가 높아 살찔까봐 많이들 걱정하는데 적절히 먹어야 오히려 포만감도 오고 우리 몸을 구성하기도 한다.

고기를 먹으면 근육이 되고 지방을 먹으면 바로 지방이 되는 것은 아니다. 지방은 세포막과 뇌를 구성하며 각종 호르몬의 성분이 된다. 지방이 부족하면 호르몬 대사에 이상이 온다. 살찔까봐 지나치게 체지방 비율을 낮추는 운동선수나 모델의 경우 호르몬 밸런스가 깨져서 월경이 오지 않고 임신이 안 되기도 한다. 적절한 지방도 반드시 필요하니 꼭 섭취하도록 한다.

지방은 간에서 만든 담즙산이 잘게 쪼개주고 리파아제가 지방산과 글리세롤로 분해를 한다. 지방 소화 효소는 PH7~9 정도에서 활성화되는 약알칼리성이다. 지방의 소화 효소가 부족하면 오히려 사용되지 않는 지방이 몸에 구석구석 쌓여 비만이 된다.

이렇게 각각의 소화 효소는 위, 소장과 췌장과 간에서 분비가 된다. 각각 활성화되는 PH 산도가 다르다. 그러니 고기를 많이 먹으면서 밥도 많이 먹으면 소화 효소가 중화되어 완전 소화가 안 된다. 속이 더부룩하고 가스가 차며 다음 날 변 상태도 좋지가 않다.

우리가 흔히 먹는 밥과 삼겹살, 스테이크와 감자, 빵과 고기는 사실 좋은 음식 배합이 아니다. 단순한 배합의 음식이 좋다. 밥은 야채 위주의 식사가 좋고, 고기는 약간의 야채와 곁들여 밥이나 빵 없이 먹는 것이 좋다. 약간의 지방은 야채와 고기류와 함께 먹어도 잘 소화가 된다.

음식을 먹고 소화시키는 일은 단순한 일이 아니다. 입에서부터 시작해서 위, 소장, 췌장, 간 등 다양한 소화기계가 같이 어우러져 협업을 해내는 공동의 작업이다. 마치 오케스트라처럼 각자의 악기를 잘 연주해야 아름다운 하모니를 만들어내는 것과 같다.

섭취한 음식에서 영양소만을 분해하고 흡수시킨 뒤 배설물만 내보내는 일은 생명 유지에 절대적인 일이다. 전체 에너지의 약 60~80% 정도가 소화에 사용된다. 복잡한 일을 해내는 우리의 소화기관을 위해 음식은 단순하게 좋은 음식으로 완전히 소화시키자. 소화력이 좋은 건강한 소화기관을 만들어내는 것이 건강한 다이어트의 첫걸음이다.

---

① 기억하자

❶ 다이어트에 성공하려면 소화가 잘 되어야 한다.

❷ 소화에 관여하는 장기인 위, 소장, 췌장, 간이 건강해야 한다.

❸ 복잡한 음식 배합보다 단순한 배합이 더 좋다.

우리 몸은
영양의 균형을 원한다

비만은 현대판 영양실조이다. 우리는 너무 바쁘게 살다보니 삼시 세끼 식사를 잘 챙겨 먹는다는 것은 보통 어려운 일이 아니다. 한 끼를 빵이나 라면, 김밥 등으로 대충 떼우는 날이 더 많다. 몸도 아끼지 않고 열심히 일하다 보니 어느 날 뱃살은 두둑해져 있다. 운동해야 빠진다는 생각에 헬스장에 등록하지만 가는 것 자체가 힘들고 가도 살이 잘 빠지지 않는다. 저칼로리 음식으로 양을 줄이고 다이어트 제품도 먹어보지만 광고만큼 효과를 보는 것은 참 어렵다.

살이 찌는 것도 억울한데 설상가상으로 여기저기 아프고 불편해진다. 피부는 거칠어지고 위염으로 속이 쓰리다. 각종 알레르기와 편두통, 소화불량, 변비나 설사 등 몸은 점점 종합병원이 되어간다. 약을 먹어도 그때뿐이다. 비만과 여러 증상들은 몸의 컨디션이 더 나빠졌다는 뜻이다. 즉 건강하지 않기 때문에 살이 쪘다는 신호로 보는 게 더 정확하다고 할 수 있다.

살이 찐 이유는 잘못된 식사 때문이다. 밥과 빵, 고기와 가공식품 위주의 식사는 칼로리는 공급해주지만 영양은 불균형한 상태라고 할 수 있다. 고칼로리를 섭취해서 살이 찐 게 아니다. 문제는 영양 불균형이다. 섭취한 음식이 몸에 에너지원으로 사용되지 못하고 정체가 되는 것이다.

세계보건기구는 탄수화물, 지방, 단백질, 각종 비타민과 미네랄, 식이섬유까지 6대 영양소의 균형에 맞게 음식을 섭취하라고 권고한다. 과일과 야채, 통곡식과 견과류 등 자연음식의 섭취를 권한다. 우리는 먹을 것은 넘쳐나지만 영양은 부족한 풍요 속의 빈곤 시대를 살고 있다. 비만은 꼭 필요한 음식을 챙겨 먹지 못해 생긴 영양실조라고 할 수 있다.

살을 뺀다는 것은 불필요한 체지방을 줄이고 근육량을 늘리는 과정이다. 체지방을 줄이기 위해서는 지방을 잘 태우는 건강한 몸을 만들어야 한다. 균형 잡힌 영양으로 신진대사를 활발하게만 하면 다이어트는 자동으로 성공한다. 건강을 위해 살을 빼라가 아니라 건강하면 살이 잘 빠진다. 건강한 몸은 건강한 장기와 세포로 이루어져 있다.

나는 실험실에서 연구원으로 일하던 시절, 세포를 배양하며 큰 감동을 느꼈다. 실험실의 세포는 즉시 흡수할 수 있는 형태의 밥을 먹는다. 포도당(glucose), 아미노산(amino acid), 다양한 비타민과 미네랄로 구성된 약 50종이 넘는 고가의 영양 식사를 한다. 송아지의 혈청(FBS: Fetal bovine serum)에서 뽑아낸 성장인자(growth factor)까지 더해 고급 식사를 하며 건강한 세포분열을 한다.

지금 이 순간에도 우리 몸속 적혈구는 1초에 200만 개의 적혈구를 만들어내며, 위장상피 세포는 5일 만에 새로운 세포로 분열한다. 몸에 이상 물질이 들어오지 않았는지 면역 세포는 수시로 경찰처럼 수색하고 항체를 만들기도 한다. 이렇듯 생동감이 넘치는 몸이 지방을 활활 태우는 다이어트를 하려면 지방 분해에 관련된 장기부터 건강하게 만드는 것이 먼저다.

건강한 장기는 건강한 세포분열로 시작한다. 실험실 세포처럼 우리 몸도 다양한 영양의 균형이 필요하다. 탄수화물과 지방과 단백질로 고칼로리 섭취는 충분히 가능하지만 풍부한 비타민과 미네랄과 식이섬유는 어디에서 얻을 것인가? 이 모든 영양소는 과일과 채소에 조화롭게 구성되어 있다. 비타민과 미네랄을 공급해주는 과일과 야채를 먹지 않고는 지방 분해가 어렵다는 것이 결론이다.

칼슘이 다이어트에 미치는 영향을 연구한 결과가 있었다. 칼슘이 지방 생성에 관련 있는 스테로이드 호르몬인 칼시트리올(calcitriol)의 분비를 줄인다는 가설에서 시작한 실험이다. 미국 테네시대학 연구팀은 체중 조절 환자 중 한 그룹은 매 식사마다 칼슘이 풍부한 음식을 먹게 했고 다른 그룹은 한 끼만 칼슘을 섭취하게 했다. 이 중 칼슘을 매끼 섭취한 그룹은 체중이 70%, 체지방이 64% 더 감소한 것으로 나타났다

이 결과는 캐나다 라발대학 연구팀에서 또 한 번 증명했다. 비만 여성 한 그룹에게 일일 칼슘 권장량보다 3배 많은 칼슘을 먹게 하고 다른 그룹은 권장량의 60%만 섭취하도록 했다. 15주 후 칼슘을 3배 더 많이 섭취한 그룹이 평균 6kg 더 감량되었다. 칼슘을 적게 섭취한 그룹은 평균 1kg만 감량되었다. 비타민과 미네랄이 풍부한 과일을 식전에 먹으면 이 이상의 효과를 누릴 수 있다.

비타민과 미네랄과 식이섬유를 채우지 않고 칼로리로 접근하는 다이어트는 실패한다. 그간 많은 오해를 받아온 영양소는 탄수화물이다. 인체에서 가장 많은 에너지원으로 사용되고 있는데도 다이어트의 적으로 취급받고 있다. 그런데 탄수화물은 두 종류라는 것을 반드시 구분하자.

최근 비만과 심혈관질환에 많이 걸리는 채식주의자를 예로 들어 그들이 먹는 탄수화물이 문제라며 탄수화물이라면 무조건 문제 삼고 있다. 자연 유래의 복합 탄수화물은 죄가 없고, 공장에서 가공한 정제 탄수화물이 문제가 된다. 정제한 쌀과 밀로 만든 빵과 과자, 라면과 파스타, 국수나 우동을 너무 많이 먹는 것이 문제이다. 미국에서는 오히려 쌀 다이어트로 우리나라와 일본의 식사를 다이어트 식사로 주목하고 있다.

그런데 우리는 쌀밥이 문제라며 다른 다이어트를 찾고 있다. 탄수화물을 범죄시하여 탄생한 다이어트가 저탄수화물 고지방 다이어트이다. 지방의 대사 산물인 케톤을 에너지원으로 사용해서 케토제닉 다이어트라고도 한다. 인체는 포도당 공급이 중단되면 지방을 사용해서 케톤을 에너지원으로 사용할 수 있다. 북극의 이누이트족들은 과일과 야채를 먹지 않고도 야생동물과 물고기의 살과 지방, 내장을 먹으며 생명을 유지해왔다. 케톤대사도 인체가 에너지원으로 사용하는 하나의 방식이다.

문제는 탄수화물이냐 지방이냐가 아니다. 자연 유래인지 정제인지가 문제이다. 정제 음식을 마음껏 먹으면서 건강할 수 있으리라는 것은 오산이다. 다이어트는 건강을 우선으로 해야 실패하지 않는다. 탄수화물이든 지방이든 자연 유래의 음식을 적절히 먹는 방법을 선택하면 건강해지고, 건강해지면 살이 빠진다.

아침 과일 습관

실제 가공한 탄수화물이 문제가 된다는 것은 이미 많은 사람들이 알고 있다. 현미를 백미로 가공해서 먹기 시작하면서 각기병과 당뇨병 등 각종 질병의 문제가 왔다. 현미에는 있으나 백미로 가공하며 없애버린 영양소 때문이다. 탄수화물이 완전히 대사되기 위해서는 비타민B군이 필수이다. 비타민B1은 탄수화물이 포도당으로 전환되는 데 꼭 필요한 영양 성분이다. 비타민B1이 없으면 포도당이 젖산으로 바뀌어 몸이 산성화되어버린다. 몇 개월 몇 년 지속하면 만성 피로나 각종 질병에 쉽게 노출되는 산성 체질로 변해버린다.

정제 탄수화물이 주는 문제는 더 심각하다. 인슐린 저항성의 문제이다. 식이섬유가 제거되면서 혈당을 빠르게 상승시켜 인슐린에 대한 민감도를 떨어뜨린다. 인슐린은 세포가 당을 사용할 수 있게 해주는 호르몬이다. 인슐린이 이 일을 잘하지 못하는 상태를 인슐린 저항성 상태라고 한다. 인슐린 저항은 비만과 각종 대사질환과 당뇨병과 염증질환의 원인이 된다.

우리 주변에서 흔하게 만나는 위염, 역류성식도염, 중이염 등은 인슐린 저항성과 무관하지 않다. 정제 탄수화물 식사를 오랜 시간 해왔다면 '내 몸에 염증이 많겠구나'라고 생각해봐야 한다. 이렇게 염증이 많은 상태에서 칼로리 제한식 다이어트를 하면 살이 잘 빠질까? 그렇지 않다. 몸에서 가장 시급한 것은 생명을 유지하는 일이다. 염증 치료로 전쟁하느라 바빠 체지방 분해라는 여유까지 부리기 어렵다. 염증부터 개선하면 살은 자연히 빠진다.

최상의 컨디션을 유지해야 하는 운동선수들은 이것을 모를 리가 없다. 실험실 세포처럼 부족하기 쉬운 영양소를 소중하게 채워주는 습관을 가지고 있다. 그 누구보다 과일과 야채의 식물영양소(phytochemical)를 잘 챙겨 먹는다. 이유는 지나치게 많은 양의 활성 산소를 몸에서 발생시키기 때문이다. 하루 종일 운동하는 선수들의 산소 소모량은 일반인보다 지나치게 많다. 활성 산소는 산소가 대사되면서 발생하는 대사 산물로 전자 하나를 잃어 불안정한 상태이다. 적절한 활성 산소는 몸의 세균이나 바이러스를 공격하지만 지나치게 많은 양은 정상 세포도 공격한다.

몸이 재산인 그들에게 활성 산소는 독소이다. 활성 산소를 중화시키는 항산화 물질을 어떻게든 보충한다. 과일과 야채를 꼬박꼬박 챙겨 먹기도 하고 식물영양소 성분을 농축한 영양제를 섭취하기도 한다. 안토시아닌, 플라보노이드, 레스베라트롤 등이 풍부한 과일이나 영양제로 보충한다. 스트레스가 많은 일반인들도 활성 산소를 중화시켜야 하는 것은 마찬가지다.

몸은 전체적인 영양의 균형을 원한다. 가공식품을 버리고 자연의 음식을 선택하는 것이 현명하다. 극단적으로 가공한 음식의 섭취는 지혜롭지 못한 방법이다.

<hr/>

⚠ 기억하자

❶ 비만은 영양 결핍이다.

❷ 실험실 세포는 50종 이상의 영양소를 균형 있게 섭취한다.

❸ 운동선수도 비타민과 미네랄의 영양소를 중요시 여긴다.

칼로리 걱정 없이
다이어트하자

저칼로리와 운동으로 살 빼는 방법은 실패한 공식이다. 수많은 다이어트가 저칼로리 접근을 하지만 심각한 고통과 요요현상으로 이어진다. 사실 칼로리와 다이어트는 아무 관계가 없다. 칼로리의 정의는 물 온도를 1℃ 올리는 데 필요한 열량을 의미하며 그 단위를 1kcal라고 한다. 미국의 영양학자 애트워터(Atwater, 1844 ~1907)에 의해 측정되어 단백질과 탄수화물은 4kcal, 지방은 9kcal로 알려졌다. 이는 식품 성분에 대한 수치가 아니라 미국인의 평균적인 식생활을 바탕으로 한 것으로 측정 방식부터 문제가 있다.

애트워터 계수는 봄베 열량계(bomb calorimeter)라는 밀폐

용기에 음식을 넣고 태워서 발생하는 에너지를 측정한 것이다. 우리 몸은 태워서 발생시키는 열로 움직이는 것이 아니다. 소화를 시켜 에너지를 만들기 때문에 비교 자체가 무의미하다. 잘 알다시피 같은 식재료라 하더라도 요리 방식에 따라 칼로리 차이가 난다. 탄수화물과 단백질과 지방의 열량이 다르다 정도로만 이해하고 음식의 칼로리는 무시해도 좋다.

야생동물과 집에서 기르는 애완동물만 봐도 쉽게 알 수 있다. 야생동물들은 복잡한 칼로리와 영양 성분을 따져가며 먹지 않는다. 자연에서 먹을 수 있는 것이 나타나면 그때 먹는다. 배부르게 먹고나면 배가 고플 때까지 기다렸다가 사냥을 한다. 배고프면 먹고 배부르면 먹지 않는 공복과 만복의 원리를 따른다. 자연의 음식만 먹어서 살찌지 않는다.

그런데 집에서 기르는 애완동물은 사람과 같이 비만과 만성질환에 시달린다. 주인이 아주 열심히 칼로리와 영양을 계산해서 주는데도 그렇다. 사람도 야생동물과 같은 자연의 순리를 따르면 살찌지 않고 건강하다. 사람의 몸은 기계가 아니라 조화로운 자연의 일부다. 100년도 더 전에 만든 칼로리의 개념을 다시 한 번 생각해봐야 한다. 칼로리를 계산하며 음식을 먹는 문화는 수많은 다이어트 관련 산업에서 사용되고 있다. 우리는 칼로리 계산보다 배부르고 맛있게 먹고 싶은 본능을 가지고 있다.

열심히 칼로리를 제한하고 운동을 해도 지방이 쌓인 이유는 잘못된 음식 때문이다. 잘못된 음식은 소화기관을 망가뜨리고 림프에 독소가 가득 차게 한다. 림프관은 림프구와 영양소와 여러 액체 성분이 순환하는 통로이다. 세포와 혈액에서 발생하는 찌꺼기 물질이 림프관을 통해 배출된다. 심지어 소화되지 않은 음식의 찌꺼기와 약이나 가공식품의 화학물질까지 세포 사이의 공간에 가득 차 있다. 이렇게 몸에 독소가 가득 차면 면역력이 떨어지고 신진대사가 느려진다. 가공식품을 많이 먹은 아이가 감기에 잘 걸리고 알레르기질환에 쉽게 노출된다. 집에서 하루하루 나오는 쓰레기를 버리지 않는다고 상상해보면 쉽다.

내가 먹는 음식이 어떤 음식인가가 제일 중요하다. 그동안 먹었던 라면, 빵, 파스타 등의 정제 탄수화물, 각종 가공식품과 지나친 육류 섭취와 잘못된 음식 배합이 문제이다. 마치 자동차도 그에 맞는 순수한 연료가 필요한 것처럼 말이다. 휘발유를 연료로 하는 차에 경유를 붓거나 LPG를 공급하면 엔진이 고장나버린다. 기계가 아닌 사람은 한 번에 고장나지 않고 염증이 생기거나 살이 찌다가 점점 심각한 질병으로 이어진다.

우리가 먹어야 할 음식은 순수한 음식이다. 동물들은 무엇이 더 영양가 있고 좋은 음식인지 금세 알아챈다. 제인 구달이 침팬지에게 일반 양상추와 유기농 양상추 중 골라 먹는 선택권을 주었을 때 그들은 주저 없이 유기농 양상추를 선택했다. 그들은 본능적으로 무엇이 더 좋은지 안다.

만약 여러분이 다이어트 중에 아침 식사로 200kcal의 저지방 우유와 저칼로리 시리얼과 300kcal의 사과와 바나나가 있다면 무엇을 선택하겠는가? 대부분의 다이어터들은 저지방우유와 저칼로리 시리얼을 선택할 것이다. 사과와 바나나는 당분이 많다며 살찐다고 기피할 것이다. 점심과 저녁에도 열심히 칼로리를 계산하며 닭가슴살 샐러드를 선택하고 과일은 대부분 피한다. 하지만 실제로 무엇이 더 살이 잘 빠질까? 사과와 망고로 아침 식사를 하고 점심과 저녁식사도 식전마다 과일 식사를 하면 한 달에 2~6kg이 감량된다. 몸에 누적되어 있던 지방과 독소가 배출되며 림프는 활발하게 움직인다. 피부는 빛나고 소화가 잘되며 그간 고통스럽게 했던 만성 변비까지 해결된다. 칼로리 계산을 전혀 하지 않고, 당분 함량을 전혀 계산하지 않고도 말이다. 우리 몸은 몇 그램, 몇 칼로리 식의 계산대로 움직이지 않는다. 자연의 순리대로 먹으면 살찌지 않고 건강하다.

순수한 음식을 먹으면 체중 조절은 자연히 이루어진다. 아침에 먹는 과일은 잠들어 있던 우리 몸에 고급스러운 수분과 필수 비타민과 미네랄과 식이섬유와 항산화영양소와 에너지원이 되는 당도 제공해준다. 아침에 과일을 먹으면 이 많은 영양 성분을 몸이 편안하게 흡수한다. 아침부터 소화 효소를 만들어내고 위장이 헉헉대며 일하지 않아도 된다. 내 몸을 혹사시키지 않고도 훌륭한 맛과 영양을 주는 과일은 자연이 허락한 큰 선물이다. 아침에 사과 하나는 금사과라는 것은 누구나 알 것이다. 바나나와 망고는 사과보다 좀 더 달콤하고 높은 밀도로 더욱 든든하게 우리 배를 채워준다. 아침 과일을 충분히 먹으면 다른 음식이 생각나지 않는다.

순수한 자연의 음식은 군이 칼로리를 계산할 필요가 없지만 과일의 칼로리가 낮다는 것도 한 번 더 강조한다. 100g 기준으로 사과는 56kcal, 오렌지는 47kcal, 토마토는 14kcal이다. 칼로리가 높다는 바나나는 100g에 84kcal, 망고는 61kcal 정도이다. 500g을 먹어도 250~400kcal 정도이다. (주요 과일의 칼로리와 당분은 3장에서 확인) 우리가 무심결에 먹는 책상 위의 과자 한 봉지는 약 400kcal, 초콜릿은 500kcal, 라면은 500kcal이다. 칼로리가 문제가 되는 것은 가공식과 가열식이다. 과일은 칼로리 걱정 없이 배가 부를 때까지 충분히 먹어도 된다.

아침에 섭취한 과일 영양소는 에너지원으로 사용되고 지방으로 쌓이지 않는다. 과일에는 과당이 많아 에너지가 되지 않고 간에 축적된다는 설명으로 과일이 위험하다고 하지만, 이는 사실이 아니다. 과일은 자당, 포도당, 과당이 조화롭게 어우러지고 효소가 공급되어 식사로 먹으면 모두 에너지로 사용되고 체지방이 분해된다. 가열식과 가공식이 지방 축적의 원인이다.

잘못된 음식으로 손상된 간의 기능은 과일의 영양소로 회복될 수 있다. 아침에 먹은 우유와 시리얼은 잠시 든든할 수는 있어도 체중 감량과 간 건강의 효과는 보기 어렵다. 아침 과일은 우리 몸에 매우 친절하고 지혜로운 식사법이다.

---

① 기억하자

❶ 단순히 칼로리를 계산하는 것은 살찌는 것과 무관하다.

❷ 야생동물은 칼로리 계산하지 않고 먹어도 비만하지 않다.

❸ 자연의 순수한 음식은 체중 조절이 잘된다.

과일의 당은
설탕이 아니다

온 세계가 '비만과 당뇨 지옥'이라 할 만큼 몸살을 앓고 있다. 우리나라는 2018년 기준으로 당뇨 인구 1000만을 넘어섰다. 스스로 당뇨인지 모르는 당뇨 전 단계를 포함하면 인구의 약 24%나 된다. 5명 중 1명꼴로 당뇨인이다. 미국 질병예방통제센터 통계에 따르면 2014년 기준 당뇨 진단은 2100만 명이고 당뇨 전 단계에 810만 명이 더 있다고 한다. 어쩌다 이 지경까지 왔을까? 문명도 의학도 빛나게 발전하는데 질병 인구는 늘어만 간다. 더 이상 유전이라고 하기는 좀 멋쩍다.

문제는 먹는 것이다. 손만 뻗으면 빵이나 과자가 있고 배달음식과 각종 음료수로 가득하다. 공장에서 순식간에 섞고 포장해서 수많은 음식이 생산된다. 먹거리는 늘었지만 진짜 음식은 줄었다. 별 생각 없이 손 닿는 대로 먹다보니 어느새 비만이 오고 지방간이 되더니 당뇨를 신경 쓰라는 진단을 받게 된다. 당뇨는 당이 사용되지 못하고 오줌으로 빠져나가는 병이다. 혈액은 당이 넘쳐 끈적끈적하고 혈액순환이 망가진다. 말초혈관이 손상되어 나타나는 망막 변성으로 시력을 잃고 각종 합병증으로 고통을 겪는다. 당뇨가 심해지기 전 단계는 인슐린의 민감도가 떨어지는 인슐린 저항성이 반드시 나타난다.

인슐린 저항성은 살이 찌는 회로로 다이어터가 반드시 해결해야 하는 숙제이다. 인슐린은 분해된 당을 필요한 세포에 운반하는 일을 한다. 그런데 그 일을 잘 해내지 못하고 혈액 속에 머물러 있게 된 상태를 인슐린 저항성이라고 한다. 인슐린의 민감도가 떨어졌다고 표현하기도 한다. 마치 버스를 타려는 사람은 많은데 버스기사가 과로로 쓰러져 일을 하지 못하고 사람들이 움직이지 못하는 상태와 같다. 버스기사가 인슐린이고 사람이 당이다. 인슐린의 민감도가 떨어지는 이유는 버스기사의 과로 때문이다.

인슐린 저항성은 하루에도 몇 번씩 당류가 포함된 음료수와 당으로 분해가 빠른 빵, 과자, 케이크, 면 종류의 음식을 장기간 먹을 때 생긴다. 이런 당분은 사용되지 못하고 지방과 간에 차곡차곡 저장된다. 과학자들은 혈당을 빨리 상승시키는 음식을 조심하라고 음식별 혈당지수를 만들었다.

혈당지수란 음식을 섭취한 뒤 혈당이 상승하는 속도를 0~100으로 나타낸 수치이다. 혈당지수가 높을수록 인슐린을 과잉 분비하게 함으로 불안정하고 지수가 낮을수록 인슐린 분비가 적절하므로 안정적이다. 음식마다 혈당지수를 체크해보니 야채와 생선류, 유제품과 육류는 낮은 혈당지수, 과일과 통곡식은 중간, 탄산음료와 밀가루로 만든 음식은 높은 혈당지수로 분석되었다. 그런데 이렇게만 측정하니 오류가 생긴다. 각 음식마다 1회 섭취량의 차이가 매우 크다는 것이다. 콩은 30g 이내로 먹지만 음료수는 250ml씩 마신다. 이에 호주 연구팀에서 1회 섭취량에 따른 혈당지수를 다시 측정한 것이 당부하지수이다.

당부하지수는 20 이하의 상태가 안전하다. 야채와 과일, 유제품과 통곡식은 10이 넘지 않아 안전 영역권이다. 반면 가공된 음료나 빵은 높은 당부하지수를 차지한다. 《완전 소화》에도 설명한 바와 같이 굳이 당부하지수를 계산하는 것도 큰 의미가 없다. 자연 상태에 가까운 음식만 먹으면 문제가 없기 때문이다.

표에서와 같이 과일은 당지수도 낮을 뿐더러 당부하지수도 낮다. 반면 가공된 음료와 정제 탄수화물은 다 높다. 이래도 과

아침 과일 습관

식품	당지수 (포도당=100)	1회 섭취량(g)	1회 섭취량당 함유 당 질량(g)	1회 섭취량당 당부하지수
대두	18	150	6	1
우유	27	250	12	3
사과	38	120	15	6
배	38	120	11	4
밀크초콜릿	43	50	28	12
포도	46	120	18	8
쥐눈이콩	42	150	30	13
호밀빵	50	30	12	6
현미밥	55	150	33	18
파인애플	59	120	13	7
페스트리	59	57	26	15
고구마	61	150	28	17
아이스크림	61	50	13	8
환타	68	250	34	23
수박	72	120	6	4
늙은 호박	75	80	4	3
게토레이	78	250	15	12
콘플레이크	81	30	26	21

주요 식품의 당지수와 당부하지수 (당뇨병 식품교환표 활용지침, 2010)

일이 정말 인슐린의 문제를 가져오고 당뇨 환자들에게 위험한 음식일까? 과일이 정말 살찌게 할까?

과일의 당은 설탕이 아니다. 과일을 단순히 당으로만 보는 관점은 사람을 단백질이라고 보는 관점과 다를 바가 없다. 과일의 단맛은 포도당과 과당과 자당이 각각의 과일에 맞게 조화를 이루어 만들어진 맛이다. 대부분의 다이어터들은 과일도 당이라며 극도로 절제한다. 당뇨 전 단계에 있는 사람들도 쿠키나 빵이나 과자, 떡이나 면류 음식을 먹으면서도 과일 한 조각 먹는 것은 벌벌 떤다. 아래 표와 같이 사과 500g 분량의 당분은 55g이다. 배는 49g, 파인애플은 51g이다. 탄수화물을 극도로 제한하는 케톤 다이어터들도 상큼한 아침 과일 500g은 먹어도 안전하다. 실수로 나도 모르게 섭취하는 빵이나 과자나 음료수가 훨씬 더 위험하다.

과일은 인슐린의 문제도 전혀 일으키지 않는다. 오히려 당뇨 합병증 전 단계에서 아침 과일과 한식으로 혈당이 정상 수치로 돌아가는 사례도 많다. 아침 과일과 점심과 저녁 식전 과일까지 먹으면 체중은 줄고 여러 알레르기 질환과 염증이 해결되어 건강해진다. 달콤하고 싱싱한 과일을 먹으면서 이렇게 배부르고 행복한 다이어트가 있는지 감탄한다. 여러분도 과일의 오해를 풀면 더 맛있고 행복하게 체중 감량을 할 수 있다.

또한 아침 과일과 기존의 유행하는 다이어트와 병행하면 훨씬 효과적인 체중 감량이 될 수 있다. 과일 속에 가득한 수분과 효소, 항산화영양소와 각종 비타민과 미네랄을 함께 먹게 된다. 따로 영양제로 보충하지 않아도 된다. 소화 효소를 자극하는 일반 아침밥보다 이로운 점이 한두 가지가 아니다. 아침 과일은 혈당과 인슐린의 안정, 해독과 간 건강 등 이로운 점이 매우 많다. 식전 과일로 인슐린 저항성을 가져오기는 매우 어렵다.

⊘ 정리하자

❶ GI(Glycemic Index)지수: 혈당지수, 일정량의 탄수화물을 섭취한 후의 혈당 상승 정도를 포도당에 대비해 상승한 정도와 비교한 값. 55 이상은 위험하다.

❷ GL(Glycemic Load)지수: 혈당부하지수, 식품이 1회 분량에 힘유된 당실함량(g) x 혈당지수 /100 로 이 지수는 10 이하는 당지수가 낮은 편, 20 이상은 높은 편으로 간주한다.

⊙ 기억하자

❶ 당부하지수가 보다 더 현실적인 혈당 상승을 알려준다.

❷ 과일의 당은 당지수와 당부하지수가 다 낮다.

❸ 아침 과일은 밥보다도 더 낮은 당분을 가지고 있다.

단백질 부족,
걱정할 필요가 없다

필수 비타민과 미네랄을 걱정하는 사람은 별로 없지만 단백질이 부족할까봐 걱정하는 사람은 많다. 우유가 해롭다고 하니 우유 대체식품을 물을 정도로 단백질을 보충하려 한다. 그러나 우리는 단백질 결핍증에 걸리기가 매우 어렵다. 단백질 결핍증은 콰시오커라고 하는 병인데 개발도상국 아이들의 복부 팽창과 다리 부종의 증상으로 나타난다. 그러나 단백질 자체의 부족보다 전반적으로 음식 자체를 너무 못 먹어서 생기는 기아 상태에서 일어난다.

우리는 먹어도 너무 먹는다. 따로 챙겨 먹지 않아도 이미 충분한 단백질을 먹고 있다. 단백질 보충은 운동을 직업으로 하는 사람이 혹독한 운동량 증가와 함께 근육을 늘리는 훈련인 경우에나 필요하다. 운동하지 않던 일반인이 갑자기 단백질 보충제까지 먹어가며 운동할 필요가 없다.

물론 단백질은 인체의 모든 체조직을 구성하는 영양소로 절대적으로 필요하다. 근육과 피부, 머리카락부터 손톱, 발톱과 내장 기관인 심장과 간 등 모든 장기 구성은 단백질의 몫이다. 호르몬 같은 생리 활성 물질의 연료도 단백질이다. 그런데 재미있는 사실은 단백질은 재활용이 아주 잘 되고 있다는 것이다.

탄수화물이 분해되면 포도당이 되듯이 단백질은 아미노산으로 분해된다. 여러 아미노산은 마치 레고블록처럼 펩타이드 결합을 하여 새로운 단백질 조직을 만들어낸다. 즉 같은 아미노산을 가지고도 배열만 바뀌면 머리카락이 되기도 하고 손톱이 되기도 한다는 것이다.

쓰고 남은 단백질은 피부나 근육을 만드는 데 또 사용된다. 단백질을 저장하는 아미노산 풀이 있어서 넘치면 지방으로 저장되고 포도당으로 바뀌기도 한다. 아미노산 풀이 채워지지 않으면 낡은 세포를 분해해 채워놓는 아주 효율적인 시스템을 갖추고 있다. 고기를 많이 먹으면 남아도는 아미노산과 독소만 넘칠 뿐 근육이 되지 않는다.

근육이 증가하는 원리는 운동을 통해서만 이루어진다. 통상적으로 근섬유는 가지고 태어난 숫자에서 크게 늘어나지 않는다. 아주 혹독한 훈련을 통해서 근섬유 분열이 일어나기도 한다는 보고도 있지만 대부분은 하부 근섬유가 찢어지고 회복하는 과정에서 그 크기가 늘어난다. 회복하는 과정에서 근섬유가 비대해지는 것이다.

마치 상처가 나면 새살이 돋아 붓고 그 부위가 두꺼워지는 것처럼 근섬유의 크기가 늘어난다. 따라서 운동하지 않고 근육이 늘어나기는 어렵다. 거기에 일반인이 굳이 단백질을 더 보충한다고 해서 늘어나는 것도 아니다.

오히려 지나친 동물성 단백질 섭취는 건강에 더 해롭다. 미국 코넬대학교 콜린 캠벨 박사는 필리핀 저소득층 어린아이들의 건강 문제를 개선하기 위해 연구하던 중 오히려 부유한 아이들이 더 간암에 잘 걸리는 모습을 확인했다. 고기를 너무 많이 먹어서 건강 상태가 더 나빠지는 모습을 본 것이다.

그와 함께 미국인 의사 존 맥두걸은 동물성 단백질이 각종 질병의 원인임을 강조한다. 그는 육식 위주의 식사로 10대에 중풍과 비만으로 고생하다가 곡물 위주의 채식으로 건강을 회복하고 환자들을 그렇게 치료하고 있다.

《병 안 걸리고 사는 법》의 저자 신야 히로미는 대장 폴립으로 고생하는 미국인의 장 상태가 일본인과 다르게 현저히 딱딱하고 울퉁불퉁한 것을 확인했다. 원인은 육류 섭취였다.

동물성 단백질이 많은 문제가 되는 이유는 100% 소화가 어렵기 때문이다. 단백질은 우리 몸에서 완전 연소가 어렵다. 부산물로 요산과 요소, 암모니아가 발생하는데 이것들은 몸에 쌓여 각종 질병의 원인이 된다. 이 부산물은 산성을 띠게 되는데 우리 몸이 중화시키느라 칼슘을 지나치게 사용하게 되고 칼슘 공급을 위해 골다공증이 일어난다.

흰쥐에게 30~40%의 단백질 사료를 주었을 때 물을 많이 먹고 신장이 비대해졌다는 결과가 있다. 우리 몸에서 필터 역할을 하는 신장이 지쳐 신장염이나 신우신염 등의 신장 관련 질병이 생긴다. 요소는 다 처리하지 못해 관절에 쌓여 통풍을 유발하기도 한다. 몸에 좋은 줄 알고 먹었던 보양식이 관절과 신장에 손상을 주는 꼴이 된다.

단백질이 가장 필요한 대상은 모유를 먹고 쑥쑥 자라는 아기이다. 그런데 모유 속 단백질 함량은 겨우 6~7%이다. 하루 총 칼로리의 10% 이상의 단백질은 과잉 섭취이다. 체조직이 하루가 다르게 자라는 아기보다 다 큰 성인이 단백질을 더 먹어야 할 이유가 없다. 일시적인 체중 감량 효과는 있으나 건강에는 좋지 않다. 건강을 잃게 하는 다이어트는 심신을 더 고통스럽게 한다.

우리나라 한국영양학회에서 권하는 단백질 권장량은 0.83g

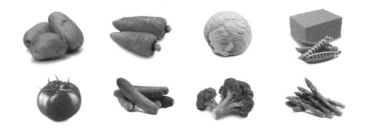

이고, 캐나다 맥마스터대학교 마크 타노폴스키 박사는 일반인이 주 3~5회 45분~1시간 운동량 체중 1kg 당 0.9g 정도를 권장한다. 보통 성인 기준으로 하루 40~70g 정도면 충분하다. 미국에서 신기록을 세웠던 예일대학교 8명의 운동선수에게 하루 64g 정도, 소량의 단백질을 섭취하게 했을 때 오히려 운동 능력은 35%나 개선되었다. 더군다나 고기에만 단백질이 있는 것이 아니다.

우리 몸에서 꼭 필요한 필수 아미노산은 식물성 음식에서도 다 얻을 수 있다. 장수마을로 알려진 오키나와와 훈자 지역의 사람들은 제철 과일과 야채를 통해 필수 아미노산을 공급받았다. 그들의 주식은 바나나, 당근, 옥수수, 양배추, 오이, 완두콩과 감자, 견과류이다. 시금치의 단백질 함유량은 30%, 아스파라거스 27%, 브로콜리 20%, 오이 11%, 토마토에는 12%, 복숭아 8%, 살구 10%, 현미에는 8%, 김은 36%이다.

과일과 야채, 현미 위주의 한식을 통해서 얻을 수 있는 단백질은 충분하다. 단백질 보충제 없이도 아침 과일과 한식을 먹고 운동하면 근육량은 증가한다. 헬스장에서 트레이닝을 받으며 닭가슴살 샐러드만 먹던 K씨는 아침 과일과 한식으로 바꾼 후 오히려 한 달 만에 체지방은 6kg 감소하고 근육은 1.2kg 증가했다. 그간 부족했던 과일의 다양한 비타민과 미네랄과 영양소들이 근육 생성에 도움을 준 모양이다.

---

① 기억하자

❶ 근육 증가는 단백질이 아니라 운동을 통해서 일어난다.

❷ 일반적인 식사를 하는 사람은 단백질이 부족하지 않다.

❸ 아침 과일과 한식으로 섭취하는 단백질은 하루 50~70g 정도면 충분하다.

위 건강 :
국과 찌개를 멀리하라

완전 소화, 완전 연소면 0칼로리. 몸에 쌓이는 것 없이 다 연소되면 다이어트는 걱정이 없겠다. 영양소 성분을 몇 그램 몇 그램씩 계산하고 칼로리를 따지는 다이어트는 피곤하다. 오래 지속하기도 어렵다. 살찌는 근본 원인을 개선하면 더 쉽고 행복한 다이어트가 될 수 있다. 다이어트와 위 건강은 많은 사람들이 고려하지 않는다.

나는 섭취한 음식을 완전히 연소시켜보는 다소 특이한 경험을 해보았다. 20대 후반 즈음 슬슬 소화불량을 느끼던 터라 속이 좀 편했으면 했다. 국물 없는 밥과 나물 반찬을 입에서 50번 꼭꼭 씹어서 침으로 죽을 만든 후에라야 삼키는 식사법을 경험했다. 국물요리를 좋아하고 국물에 밥 말아 먹는 습관이 꽤나 오랫동안 유지되어 온 나에게 다소 신선한 식사법이었다. 식후 포만감으로 속이 든든하면서 식곤증 없이 아주 편했다. 내 몸에 들어온 음식이 완전한 에너지로 다 사용되는 느낌이었다. 배고 픔 없이 체중은 점점 줄어들었다.

건강하고 예쁘게 살 빼는 다이어트는 씹는 것부터 시작한 다. 물기 없는 식사를 50번 정도 완전히 씹어서 입에서 죽이 되 게 만든 후 삼키는 것이 좋다. 그러나 한국인의 식탁은 국과 찌 개가 필수품이다. 뭐 그리 바쁜지 후다닥 10분 만에 식사를 마 친다. 음식을 느껴볼 틈도 없다. 그래서인지 갠지스 강물을 마 시며 손으로 카레를 먹는 인도인보다 우리나라가 더 위암 발생 률이 높은가 보다. 위암 1위 국가라는 타이틀을 달고 있고 위염, 위궤양과 담적, 심지어 위와 연관된 질환인 역류성식도염까지 위가 편한 사람을 찾기 힘든 정도이다. 간혹 위 건강의 문제를 맵고 짠 음식을 많이 먹기 때문이라고도 하지만 소화의 원리로 살펴보면 소화를 더디게 만드는 국과 찌개문화로 볼 수 있다.

국물요리와 밥을 섞어 먹는 것은 소화액이 희석되는 식사법 이다. 밥이 소화되는 과정을 보자. 밥은 탄수화물로 1차적으로 는 침에 있는 아밀라아제에 의해 분해된다. 이 과정이 잘 이루 어지지 않을 경우 2차 췌장에 있는 아밀라아제를 사용한다. 탄수화물이 포도당으로 잘 분해되면 우리 몸의 1차 에너지원으로 아주 긴요하게 쓰임을 받는다. 그런데 국에 밥을 후루루 말아먹거나 식사 도중 물을 벌컥벌컥 마시면 아밀라아제가 희석된다. 희석된 소화 효소는 효율이 떨어질 수밖에 없다.

위는 소화액이 희석된 음식을 소화시키느라 더 격렬한 운동을 한다. 췌장은 침샘이 못한 일을 대신 더 처리해주느라 소화 효소를 마구 분비한다. 위와 췌장이 과로를 하게 되는 식사법이다. 밥은 입에서 꼭꼭 씹어서 삼키는 것이 매우 중요하다. 국물 요리를 너무 좋아한다면 국부터 먹고 밥은 따로 꼭꼭 씹어서 삼키자. 잘 씹어서 먹은 밥은 완전히 소화되고 연소되어 몸에 노폐물을 남기지 않는다. 이것이 살찌지 않는 방법이다. 노폐물을 남기지 않는 완전 연소 식사법!

더군다나 순수하지 않은 탄수화물 음식은 더욱 심각하다. 몸속에서 썩어버리는 현상, 즉 이상 발효가 일어난다. 탄수화물이 완전 연소되지 않으면 장내 이상 발효를 일으킨다. 단백질은 장내에서 부패가 일어나고 지방은 산패된다. 이 말은 몸속에 들어온 음식이 상해버렸다는 의미이다. 영양소는커녕 몸에서 처리해야 할 쓰레기가 되어버렸다. 마치 식탁 위에 음식을 방치해놓고 일주일이 지나 보니 썩어서 냄새가 나는 현상과 같다. 몸속에 쓰레기를 두고 싶은 사람은 아무도 없을 것이다.

특히 이러한 이상 발효와 부패와 산패는 섭취한 음식이 가공식품일 때 특히 더 심하다. 가공식품은 그 자체로 순수한 음식이 아니다. 과자나 라면, 영양 에너지바 등 편의점의 즐비한 탄수화물 가공식품에는 그냥 뒷면만 봐도 수십 가지 첨가물이 들어가 있다. 흔히 먹는 삼각김밥에도 40여 종의 첨가물이 들어간다. 가공된 음식은 진짜처럼 보이기 위해 각종 향과 색으로 흉내를 낸다. 문제는 이렇게 불순한 음식이 들어오면 내 몸은 엄청 고생을 한다.

첨가물 자체는 내 몸에서 처리해야 할 쓰레기지 영양소가 아니다. 따라서 첨가물이 들어간 음식은 완전한 소화가 어렵다. 통조림 식품은 첨가물과 함께 변형되어 소화관 전체 내벽의 점액질 보호막을 강하게 자극한다. 노폐물이 늘어나 림프 순환에도 문제가 생긴다. 림프는 우리 몸의 노폐물이 빠져나가는 기관이다. 소화가 덜 된 찌꺼기가 많으면 많을수록 림프계가 막힌다. 첨가물 독소로 가득 찬 림프계는 복부 팽만을 일으켜 몸속 여러 통로들을 막히게 한다.

림프 순환이 막히면 체지방이 더 쌓여갈 수밖에 없다. 소화기관과 모든 신진대사가 느려진다. 저칼로리, 00비타민이 함유한 다이어트 제품을 먹었는데 오히려 몸이 망가져 살이 더 찌는 아이러니한 일이 발생한다. 때론 소화되지 않은 노폐물이 소화기관에서 몇 주일에서 몇 년까지 머무를 수도 있다. 소화관은 과다 노폐물을 처리하면서 원래의 건강을 잃어버리고 숙변으로 가득 차 있는 상태가 된다. 비만뿐 아니라 유방암, 대장암, 췌장암을 비롯한 암 위험까지도 증가한다.

자연의 음식이라도 탄수화물과 단백질과 지방의 잘못된 배합도 변질을 일으켜 장내 미생물총의 불균형을 가져온다. 소화가 안 된 부패물들은 유해균의 먹이가 되어 그 수를 폭발적으로 늘리고 유익균의 수는 줄어든다. 지나치게 유해균이 증가하면 신진대사가 원활하지 않아 살찌는 몸이 된다.

특히 문제가 되는 성분은 단백질 대사 산물이다. 제대로 소화되지 않은 아미노산과 단백질은 유해균을 통해 인돌, 스카톨, 아민, 암모니아, 페놀, 황화수소로 바뀐다. 심지어 이런 질소 화합물은 나이트로소아민이라는 강력한 발암물질도 만들어낸다. 장내 혈액순환을 통해 몸 전체의 혈관으로 스며들어 비만과 여러 만성질환과 난치병의 원인이 된다. 이런 독소는 현대의학의 장비로는 발견하기가 어렵다. 피부와 각종 장기에 스며든 독소들로 인해 원인을 알 수 없는 스트레스성 질환이라는 진단을 받기 일쑤다.

대장에서 몸에 반란을 일으킨 음식의 독소는 장누수증후군을 유발한다. 영양분을 섭취하는 융모의 세포결합이 느슨해지며 틈이 생겨 그 틈으로 장내 노폐물이 장 밖으로 흘러들어가

장내 심각한 염증을 일으킨다. 장누수증후군은 천식이나 아토피 같은 알레르기와 크론병, 궤양성 대장염 등의 자가면역질환의 원인이 되며 만성 피로를 유발하기도 한다. 장이 불편하면 행복호르몬인 세로토닌이 분비가 안 되어 우울감을 겪으며 스트레스에 민감한 상태가 된다.

섭취한 음식의 완전 연소는 살찌지 않는 건강한 몸을 만들어준다. 음식의 맛을 오감으로 느끼며 여유 있게 식사해보자 순수한 사연의 음식은 가공한 저칼로리 음식보다 우리 몸을 이롭게 한다. 고기를 먹을 땐 밥과 같이 먹지 않는 것, 단백질은 가장 최소로 먹는 것, 지나치게 먹었다면 다음날 몸을 클렌징해주는 것이 필요하다. 손만 뻗으면 닿는 각종 가공식품의 유혹에서 내 몸을 사랑하는 노력이 필요한 때이다.

---

① 기억하자

❶ 국물 없는 식사를 입에서 50번 꼭꼭 씹어서 삼키자.

❷ 저칼로리 가공식품은 몸에 노폐물을 만든다.

❸ 단순한 음식의 배합으로 완전 소화하자.

간 건강 :
과일로 해독하자

살이 찐 이유는 가공식품 때문이다. 주변을 둘러보면 살이 찐 사람들은 빵과 라면이나 탄산음료, 햄버거 등을 좋아한다. 야채와 과일, 고구마, 현미밥, 친환경에서 자란 고기와 지방을 많이 먹어서 살쪘다는 사람은 찾아보기 힘들다. 가공식품의 독소는 간을 망가뜨려 지방을 분해하지 못하게 한다. 똑똑한 다이어터는 먼저 해독한다. 탄수화물과 단백질, 지방을 얼마나 먹어야 할까는 그 다음이다.

가공식품 속에는 안전성이 보장되지 않은 첨가물까지 가득하다. 치킨으로 느껴지는 너겟은 실제 닭이 아니라 분쇄된 닭고기와 약 38가지의 혼합물로 만들어낸 가짜 음식이다. 너겟과 마찬가지로 바삭바삭하게 튀긴 포테이토와 라면에도 치명적인 첨가물이 들어 있다. 이 첨가물은 집에서는 결코 흉내 낼 수 없는 바삭함을 만들어내는 석유 부산물, TBHQ(tertiary-butyl hydroquinone)이다. 튀김의 산화를 방지하는 성분으로 부탄의 일종이라 할 수 있다.

TBHQ는 살충제와 바니쉬, 화장품에 들어가는 것으로 식용이 아닐 뿐만 아니라 잠재적 독성을 가지고 있다. 매우 낮은 용량에서도 간독성과 세포 돌연변이와 생식세포의 문제를 일으킬 수 있다. 1g을 먹으면 구역질과 메스꺼움이 일어날 수 있고 5g을 먹으면 사망할 수도 있다. WHO에서는 체중 당 0.5mg을 먹으면 안전하다고 하지만 우리 몸에 절대로 필요 없는 독소다.

몸에서 거부하는 이런 첨가물은 간에서 해독을 거친다. 그렇지 않으면 혈액이나 뇌, 심장으로 흘러들어가 치명적인 해를 줄수 있다. 간은 다른 장기가 다치지 않도록 열심히 해독하고 심지어 끌어안고 있기도 한다. 지나치게 많으면 지방으로 슬쩍 보내 혈액과 내장기관을 보호한다. 가끔 약이라도 먹으면 이조차 간이 해독해내야 한다. 첨가물과 약, 소화 안 된 찌꺼기 등, 간이 해독할 물질들은 넘쳐난다. 이런 물질들은 간을 지치게 하고나아가 지방분해를 더디게 한다. 비만, 각종 만성질환, 암과 무관하지 않다.

간의 기능은 음식을 섭취하고 저장하고 영양소만 쏙 뽑아 활용할 수 있게 함으로 생명을 유지하는 데 중추적 역할을 한다. 음식물을 저장했다가 에너지로 전환하는 에너지은행이다. 간은 남은 포도당과 아미노산을 글리코겐 형태로 저장하여 언제든지 사용할 수 있게 한다. 남은 콜레스테롤도 아미노산과 당과 지방산으로 간에서 합성한다. 간이 약해지면 지방대사가 느려질 수밖에 없다. 혈장 단백질인 알부민이나 헤파린 프로트롬빈 등도 남은 것은 간에 저장한다. 만약 간이 손상되면 혈장의 알부민이 줄어들게 된다.

지용성 비타민인 비타민A, 비타민D, 비타민E, 비타민K도 간에 저장된다. 야맹증에 좋다고 하는 비타민A는 수용성인 카로틴 형태로 흡수하면 간에서 지용성 비타민A로 바꾸어 저장해준다. 피를 만들어내는 철분과 구리도 저장하여 적혈구 생산에도 중대한 일을 한다. 간경화를 앓으시는 분이 피를 토하며 쓰러지는 것도 이러한 이유 때문이다.

간은 1분에 2리터의 혈액을 해독하는 해독 시스템이다. 치명적인 독소로부터 우리 몸을 지켜주는 장기로 해독 후 지방을 분해하고 대사한다. 생명 유지를 위해 해독을 먼저 하고 지방 분해를 한다. 비만이나 질병 상태의 몸은 간의 기능이 망가져 있다. 최우선적으로 간의 기능부터 회복시켜야 한다. 평생 살찌지 않는 몸매의 비결은 간의 건강이 좌우한다고 할 수 있다.

간은 회복력이 강한 장기로 음식을 통해 회복이 된다. 건강한 간 세포를 만들면 간의 기능이 정상으로 회복된다. 아침 과일은 간에 영양을 공급해주는 성분이 풍부해 간 세포를 건강하게 한다. 과일 성분이 세포막을 강화시키고 지방간과 간염을 예방하는 항산화 영양제다. 포도와 감귤류, 블루베리에는 강력한 항산화 영양 성분이 많다.

기력이 약해서 소화를 못 시키는 환자에게도 빠른 회복을 위해서는 숙보다 과일즙이 더 좋다. 양배추와 브로콜리, 콜리플라워 같은 겨자과 식물의 설포라판도 간 해독에 좋은 성분이다. 해독을 돕는 아미노산으로는 글리신과 시스테인, 글루타민, 메티오닌 등이 있다. 메티오닌은 지방간을 예방하는 콜린이라는 물질을 합성한다. 조개류와 통곡식에 포함되어 있다.

단백질을 강조하는 다이어트, 지방을 강조하는 다이어트, 탄수화물을 강조하는 다이어트 등 우리 주변에는 특정 영양 성분을 지칭하는 수많은 다이어트가 있다. 그 무엇보다 몸 전체의 핵심 장기인 간을 튼튼하게 하는 다이어트가 제일 시급하다. 아침 과일 다이어트는 간의 건강을 빠르게 회복시켜준다.

우리가 고민해야 할 것은 가공식품을 얼마나 줄이고 자연의 음식을 어떻게 하면 더 많이 먹을 수 있을까 하는 것이다. 과일과 야채를 보다 더 즐겁고 편리하게 먹을 수 있는 방법에 대해 먼저 고민해보자.

---

① 기억하자

❶ 다이어트는 간 건강 회복에서 시작한다.

❷ 가공식은 모두 간을 망가뜨린다.

❸ 과일과 야채와 좋은 단백질은 간 건강에 유익하다.

아침 바나나똥은
완전 소화의 증거

약 열흘에 한 번 정도 대변을 보는 사람은 다른 사람도 다 그런 줄 안다. 요즘 젊은 여성들 중에는 만성적으로 변비를 겪는 사람이 많다. 토끼똥같이 마르고 자잘한 변을 자주 본다. 딱딱한 토끼똥은 장내에 100시간 이상 머물러 있다는 의미이다. 만약 우리 집 식탁 위에 고기가 실온 36.5도로 100시간이 넘게 있었다고 생각해보자. 썩은 고기가 내는 냄새를 상상만 해도 끔찍하다. 5일 이상 변비를 겪는 분들의 장내 환경이 그렇다.

대변이 장에 오래 머물게 되면 수분과 변의 독소가 장에 흡수된다. 독소는 간까지 전달되고 그 주변 장기인 담낭과 신장과 폐와 뇌까지도 퍼질 수 있다. 장에서 퍼져나간 독소가 때론 편두통의 원인이 되기도 하고 심리적으로도 불안정하고 우울해질 수 있다. 전체적인 신진대사가 떨어져 지방 분해가 더딜 수밖에 없다.

음식이 잘 소화되고 완전 연소되었다는 증거는 황금색 바나나똥으로 확인할 수 있다. 대변은 음식의 찌꺼기와 함께 내려온 각종 대사 물질의 종합 작품이다. 대변의 70%는 수분이고 나머지 30%는 찌꺼기, 고형 물질이다. 소화가 안 된 야채의 섬유질, 음식 부산물, 수명을 다한 적혈구와 백혈구 등 사멸된 세포들과 장내 세균의 사체들이 섞여 있다.

건강한 변은 물에 뜬다 하여 부변이라고도 하고 바나나를 닮았다고 해서 바나나똥이라고 한다. 모양과 굵기도 바나나 같고 향이 거의 없거나 살짝 고소한 냄새가 난다. 탄수화물과 단백질과 지방이 완전하게 연소되어 불필요한 찌꺼기만 나간 형태이다. 건강한 다이어트의 목표이다.

국물 없이 밥을 50번 정도 꼭꼭 씹어서 먹기, 활발한 장 연동 운동, 장내 환경에 필요한 식이섬유의 적절한 섭취, 그리고 안정적인 자율신경의 지배 아래 건강한 배설. 변비가 발생하는 이유는 위 네 가지가 잘 이루어지지 않은 결과이다.

모 병원의 만성 변비 환자 프로그램의 자문을 맡은 적이 있었다. 수년간 병원에서 많은 치료를 받았고 다양한 방법을 시도했던 30년 만성 변비 환자가 단 이틀 만에 쾌변을 했다. 그중 가장 중요한 변화는 식단이었다. 워낙 오랜 기간이라 장 클렌징이 필요하다고 판단되어 수분이 많은 과일로 하루 종일 식사를 하도록 했다. 2주 현미식과 유산균 식단으로 해결되지 않은 변비가 단 몇 개의 과일로 상쾌하게 해결이 되었다. 아침 과일 식사를 시작하는 분들의 첫 경험은 바로 쾌변이다. 과일은 에너지를 주면서 변비도 예방해주는 탁월한 식사가 된다.

건강한 변을 만드는 성공 주역은 바로 과일 속 식이섬유다. 식이섬유는 물에 녹는 수용성 식이섬유와 녹지 않는 불용성 식이섬유가 있다. 수용성 식이섬유는 물에 녹아 장에서 부드러운 젤 형태로 바뀐다. 소장이 영양소를 부드럽게 흡수하도록 혈당 상승을 막고 장이 콜레스테롤도 흡수되지 않게 막아준다. 장내 세균총의 구성을 적절하게 유지해 면역력을 높이며 암이 발생하지 않게 도와준다. 종류는 펙틴, 아르긴산, 후코이단, 콘드로이친 등이 있다. 잘 익은 딸기와 사과, 키위와 바나나에는 펙틴이 풍부하고 다시마, 미역과 톳 같은 해조류에는 아르긴산과 후코이단, 버섯류에는 콘드로이친이 풍부하다.

불용성 식이섬유는 식물의 세포벽 성분으로 물에 녹지 않는 대신 물을 흡수해 부풀어 오른다. 독소를 흡착시켜 몸 밖으로 배출시킨다. 양이 늘어난 식이섬유가 장벽을 자극하여 장이 활발히 연동 운동을 하여 배설을 촉진시킨다. 불용성 식이섬유는 통곡물과 대두의 껍질에 풍부하다. 버섯에 풍부한 글루칸, 깁각류의 키틴과 키토산도 불용성 식이섬유이다. 방송에서 무슨 버섯이 항암효과가 있다고 하면 불티나게 팔리는 경향이 있는데 일반 버섯뿐만 아니라 과일과 야채가 모두 항암제가 될 수 있다. 땅과 바다는 우리 건강에 꼭 필요한 음식을 제공해주고 있다.

다양한 다이어트를 시도하다 보면 이 방법이 맞는지 헷갈리기도 한다. 확인 방법은 바나나똥이다. 좋은 탄수화물과 좋은 지방을 함유한 음식을 완전 연소하면 바나나똥이 나온다. 하지만 단백질을 지나치게 먹으면 냄새가 심하고 바나나똥을 보기는 하늘의 별따기처럼 어렵다.

ⓘ 기억하자

❶ 변비는 다이어트의 적이다.

❷ 과일의 식이섬유는 건강한 변의 해결책이다.

❸ 먹은 음식을 완전 소화하고 완전 연소하면 바나나똥이 나온다.

장이 건강해야
매일이 행복하다

"올해도 열심히 똥으로 치료하겠습니다." 연세의대 소화기 내과 의사가 난치성 궤양성 대장염 치료를 하며 인터뷰한 내용이다. 최근의 의학은 인분 연구까지 이르렀다. 간 이식이나 신장 이식이 아니라 똥 이식을 하는 시대가 되었다. 건강한 사람의 변을 이식하여 장내 세균총의 유익균을 늘리는 방법이다.

우리 몸속에 장은 약 300~400여 종, 약 100조 마리의 세균이 모여 살고 있어서 장내 세균총 또는 장내 플로라라고 한다. 총은 풀무리란 의미이며 영어로는 플로라(flora), 꽃밭이라는 의미이다. 꽃밭처럼 다양한 세균이 모여 사는데 우리 몸에 좋은 역할을 하는 유익균과 중간균 그리고 해로운 유해균으로 구성되어 있다. 우리는 지구촌 전체 인구수보다도 더 많은 미생물과 공생하고 있다.

정원에 잡초가 무성하면 꽃이 안 피고 열매가 맺히지 않듯 우리 몸속 장 꽃밭도 잘 가꾸어야 건강하다. 보통 유익균과 유해균이 85%:15% 정도의 비율로 있으면 건강한 신진대사가 이루어진다. 유익균은 사람이 만들지 못하는 비타민을 합성하거나 지방대사에 관여하고 효소를 만들어주며 아주 이로운 일을 해주고 있다. 해로운 균이 많아지면 방어체계로 바뀐다.

예를 들어 비브리오균이나 O15B 대장균, 살모넬라균 같은 식중독균이 들어오면 면역 반응이 일어나고 구토나 설사를 한다. 사람 면역력의 70%도 장이 담당하고 있다. 소장의 융모 안에 있는 페이어스패치(payer's patch)라는 림프절에서 면역 세포가 만들어지고 있다. 크론병이나 궤양성 대장염, 아토피 등의 자가면역질환이 있는 아이들의 장내 미생물을 검사해보면 장의 건강상태가 무너져 있다. 유익균보다 유해균의 비율이 지나치게 높은 상태이다. 무조건 약으로 치료하려는 접근보다 장 꽃밭을 예쁘게 관리하려는 노력이 필요하다.

살이 찌는 원인도 장 꽃밭 관리가 잘 안되어 유해균이 증가한 것으로 밝혀졌다. 물만 먹어도 살찌는 사람들의 억울함이 풀렸다. 2006년 미국 워싱턴대학교의 제프리 고든 교수 연구팀은 유해균이 비만 세포라고 지적했다. 비만 세균이 많으면 지방 분해를 저해한다. 실험용 쥐에서 무균 쥐에 비만 쥐의 장내 세균을 이식하자 체지방이 47% 증가한 결과가 나왔다. 반대로 정상적인 쥐는 고지방 음식을 먹여도 살이 찌지 않았다. 칼로리나 지방이 미치는 영향보다 장내 세균이 더 중요하다는 것이다.

장내 건강을 위해 프리바이오틱스를 먹거나 심지어 남의 인분을 이식하기도 한다. 잘못된 인분 이식으로 비만이 된 여성의 사례도 있다. 균을 날마다 먹게 해주고 남의 인분에 있는 균까지 심는 것이 근본 해결책은 아닐 것이다. 보다 더 근본적인 접근이 필요하다. 장내 이로운 유익균이 많이 나오는 환경을 준비해보자. 여기서 프로바이오틱스(probiotics)는 유산균을 의미하고 프리바이오틱스(prebiotics)는 유산균의 먹이를 의미한다. 락토바실러스, 비피더스는 유산균의 이름이다. 유산균의 먹이는 프락토 올리고당, 갈락토 올리고당, 대두 올리고당의 올리고당류와 락툴로오스(lactulose), 락티톨(lactitol), 자일리톨(xylitol) 등과 식이섬유이다. 유산균의 먹이인 올리고당을 먹으면 유산균이 스스로 증식한다. 매일 유산균만 챙겨 먹고 유산균의 먹이를 먹지 않는 식습관은 지혜롭지 못하다.

올리고당류와 식이섬유는 우리 주변에서 흔하게 구할 수 있는 과일과 야채에 들어 있다. 올리고당은 바나나, 포도와 같은 과일류와 우엉, 양파, 양배추, 아스파라거스, 꿀, 감자, 콩가루, 마늘, 옥수수, 사탕수수 등에 있다. 결국 과일과 야채가 결핍된 식습관이 장내 세균총을 무너뜨리고 비만을 유발한다. 가공식품과 빵과 고기 위주의 식사를 했다면 과일과 야채를 먹는 습관으로 바꾸는 것이 필요하다.

농림축산식품부에서 21일 동안 과일과 야채주스를 먹은 성인과 어린아이가 장내 비만 세균을 줄이는 임상실험을 진행했다. 실험에 참여한 44명의 성인은 매일 케일 240g, 브로콜리 80g, 사과 240g, 레몬 5g으로 만든 천연주스를 400ml씩 마셨다. 비만 세균이 41.3%에서 21.8%로 감소하였다. 유익균인 비피도 박테리움과 페칼리 박테리움은 성인이 2.5%에서 6.1%로 증가했다. 설사와 변비가 해결되어 배변 증상 개선에도 큰 효과가 있었다. 심리적으로도 자존감이 높아지는 현상이 관찰되었는데, 이는 건강한 장 덕분에 행복 호르몬 세로토닌이 증가한 영향으로 볼 수 있다.

장은 단순한 하수도 처리관이 아니다. 생각하는 똑똑한 장기이다.《제 2의 뇌》의 저자 마이클 거숀은 두뇌 손상이 있는 몸에서도 장은 자율적으로 운동하는 것을 관찰했다. 정원을 가꾸는 마음으로 장 꽃밭을 잘 가꾸자.

❶ 유산균(lactic acid bacteria): 젖산균. 당류를 발효하여 에너지를 획득하고
다량의 락트산을 생성하는 세균의 총칭이다. 락토바실러스(lactobacillus),
락토코커스(lactococcus), 비피도바테리움(bifidobacterium) 등이 있다.

❷ 프로바이오틱스(probiotics): pro(~에 호의적인) + biotics(생물의,
생물에 관련된)의 합성어이다. 건강에 도움을 주는 살아 있는 균을 의미한다.

❸ 프리바이오틱스(prebiotics): pre(이전의, 미숙의) +biotics(생물의,
생물에 관련된)의 합성어로시 대장 내 미생물의 먹이를 의미한다.

❶ 물만 먹어도 살찌는 이유는 장내 비만 세균 때문이다.

❷ 프로바이오틱스보다 유산균의 먹이인 과일과 야채를 먹는 것이 더 중요하다

❸ 면역력과 행복호르몬 세로토닌도 건강한 장 꽃밭에서 만들어진다.

2장

다이어트,
태도를 바꾼다

과학은 자연을 초월하지 못한다.
과일은 자연의 선물이며
과일에는 생명의 빛, 효소가 매우 풍부하다.

잘못된 운동은
더 살찌게 만든다

대부분의 사람들은 살빼기 위해서 가장 먼저 운동을 떠올린다. 다이어트를 마음먹는 순간 헬스장에 등록하고 닭가슴살과 방울토마토 도시락을 준비한다. 그런데 성공률은 매우 낮다. 닭가슴살은 점점 질리고 헬스장에 갈 기력조차 떨어진다. 운동으로 칼로리를 소모하고 기초대사량을 올리려는 접근은 생각보다 결과가 좋지 않다.

식단은 지키기 어려우니 많이 먹고 운동하려는 쪽을 선택하는 경우가 있다. 54kg의 여성이 1시간 걷기를 통해 소모되는 열량은 300kcal이다. 체지방 1kg을 빼려면 7,200kcal를 소모해야 하므로 24시간을 걸어야 하는 셈이다. 라면 1개가

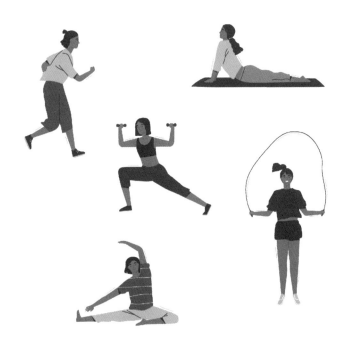

450kcal 정도라고 생각하면 1시간을 걸어도 라면의 열량을 소모하지 못한다. 슬프게도 운동을 통한 칼로리 소모는 매우 미비하다.

오늘은 고칼로리를 먹었으니 운동을 더해서 빼자는 것은 매우 어려운 일이다. 체중 감량은 인체의 미묘한 신진대사의 결과로 이루어지는 일이다. 걷기나 달리기로 칼로리를 소모한다는 식의 단순한 기계적 접근은 적절하지 않다. 물론 이런 식의 칼

아침 과일 습관

로리 계산은 정확하지도 않다.

　근육량과 기초대사량을 늘려 체중을 감량하려는 목표도 조금 어설프다. 기초대사량은 우리가 호흡하고 소화하고 움직이는 기본적인 생명 유지에 필요한 최소한의 열량이다. 아이러니하게도 근육이 늘어난다고 해서 기초대사량이 그렇게 많이 올라가지는 않는다. 몸 전체의 골격근이 기초대사량에서 차지하는 비중은 약 20% 수준이기 때문이다.

　골격근의 에너지 소모량도 1파운드당 6kcal이다. 심장과 신장이 사용하는 에너지 소모량은 1파운드당 200kcal 이다. 이렇게 심장, 뇌, 간, 폐 등 내장기관이 사용하는 대사량이 80%에 육박한다. 내장기관을 놔두고 근육량을 늘려서 감량하겠다는 도전은 생각보다 쉽지 않다.

　심지어 근육 1kg을 늘리는 일은 장시간 운동하는 보디빌더에게도 매우 어려운 일이다. 보디빌더가 근육 1kg을 늘리는 데 거의 1년이 소모된다. 운동을 시작하는 남자들이 단백질 보충제부터 먹기 시작하지만 단백질 섭취가 바로 근육으로 이어지는 것은 아니다.

　근육을 늘린다는 것은 근육 세포에 충격을 줘서 찢어 성장하는 과정에서 커지는 과정이다. 일상적으로 먹는 단백질 수준으로도 부족하지 않다. 오히려 과잉 단백질은 체내에서 당으로 전환되거나 배출된다. 과잉 단백질은 완전 연소가 어려워 몸에 노폐물도 많이 만들어낸다.

잘못된 운동은 더 살찌게 만든다. 운동을 심하게 하면 글리코겐이 소모되어 더 먹게 된다. 소모된 글리코겐을 채우고 싶은 몸은 운동 후 더 강한 식욕을 유발시킨다. 운동 후 탄수화물이나 단 음식이 당기는 이유이다.

나는 수영을 하던 1개월 동안 6kg이 늘어난 적이 있다. 물 속에서 열심히 파닥거리니 몸은 탈진 상태가 되어 밥과 빵을 평소보다 두 배로 먹었다. 운동을 했다는 자체만으로 보상심리도 차곡차곡 쌓인다. 러닝머신에서 열심히 두 시간을 달리고 보상심리로 포테이토와 콜라를 먹기도 한다. 혹독한 절제로 저칼로리와 운동으로 감량에 성공했다 할지라도 다시 이전 체중으로 돌아오는 사람이 95%나 된다. 일시적으로 감량에 성공했으나 요요현상으로 돌아오고 만다.

운동의 효과를 확인하기 위해 규칙적으로 운동하는 사람과 하지 않는 사람들의 체중 감량을 조사했다. 여성건강연구에서 한 프로젝트 담당자는 약 4만 명의 여성을 운동량 기준으로 나눠보았을 때 두 그룹의 몸무게 차이가 겨우 0.4kg의 차이에 불과했다고 한다.

건강한 체중 감량을 위해서는 하루 30분 걷기나 5분 근력운동 등으로도 좋은 효과가 있다. 몸의 뼈대를 잡아주는 기본 근육만 강화해도 아름다운 몸으로 만들어준다. 근육이 강화되면 근육에서 마이오카인이 분비되어 항염 작용과 인슐린 저항성에도 효과가 있다. 뇌세포도 활성화 되고 좋은 호르몬이 나와 정서적으로 더욱 안정감을 준다.

운동보다 신진대사가 원활하게 되고 있는시부터 확인하는 것이 필요하다. 아무리 적게 먹어도 살은 안 빠지고 붓기도 빠지지 않는다면 몸속 내장기관이 좋아지는 식단이 먼저다.

간이 약해지고 림프 순환이 무너진 상태에서 무리하게 저칼로리 다이어트를 지속하면 몸이 더 망가진다. 먼저 위장과 간, 신장을 튼튼하게 해줌으로 기초대사량을 늘리는 것이 현명하다. 내장기관은 절대 다이어트 가공식품과 저칼로리 식단으로 건강해질 수 없다.

좋은 식단이 건강한 체중 감량의 90%를 차지한다. 운동으로 살을 뺐다는 사람들의 아름다운 이야기는 운동과 함께 식단을 조절했기 때문이다. 가공식품과 치킨이나 피자 등을 먹으며 체중 감량을 성공했다는 사람은 찾아보기 어렵다. 몸속 건강을 올려주기 위해서 나의 한 끼는 무엇으로 채워야 할까 다시 고민해 봐야 한다.

◆ 운동 종목별 에너지 소모량

종목	에너지 소모량 kcal/hr/체중kg	종목	에너지 소모량 kcal/hr/체중kg
휴식	1.0	복싱	13.3
서 있기	1.2	골프	2.0~3.0
걷기(4km/h)	3.1	스쿼시	8.0~12.0
달리기(10km/h)	9.4	에어로빅	6.0~9.0
자전거(18km/h)	7.0	자유형	7.7

◆ 골격근과 각 장기의 에너지 소모량

	에너지 소모량 kcal/hr/체중kg	에너지 소모량 kcal/hr/체중kg
체지방	–	2kcal
골격근	20%	6kcal
간	27%	91kcal
뇌	20%	109kcal
심장	7%	200kcal
신장	10%	200kcal

출처 : 《헬스의 정석》

◉ **기억하자**

❶ 운동으로 칼로리를 소모하는 일은 매우 힘들다.

❷ 운동 후 체력 소진과 보상심리로 오히려 더 먹게 된다.

❸ 기초대사량은 근육보다 내장기관이 더 크다.

아침 과일 습관

진짜 음식과 가짜 음식을
구분하자

우리는 왜 살이 찌고 아플까? 1920년대 미국의 프랜시스 포틴저 박사는 고양이 900마리로 생식과 가열식의 실험을 했다. 생고기와 생우유를 먹은 A그룹과 가열한 고기와 우유를 먹인 B그룹 사이에서 확연한 차이가 일어났다. A그룹은 몇 대에 걸쳐 활동적이고 건강했다. 가열식을 먹인 B그룹에서는 심장병과 신장질환, 폐렴과 뇌졸중 등 다양한 질병이 나타났다. 3대째에는 불임증이 되어 더 이상 새끼를 낳을 수 없었다. 100여 년 전 실험이지만 충격적인 내용이다.

이와 같은 일은 2차 세계대전 후 미국의 동물원에서도 일어났다. 가열식과 사료를 먹이던 동물이 서서히 죽어가자 생고기로 바꾸어준 후 살아났다는 사례와 일맥상통한다. 말기 암 환자가 죽기 직전 블루존(Blue Zone)에 가서 그 섬에 있는 자연의 음식을 먹으며 수명이 46년이 더 연장되었다는 것도 생각해볼 만한 이야기다. 비만과 질병의 원인은 가열식과 가공식으로 인한 효소 결핍 때문이다.

생명체는 생명이 깃든 음식을 먹어야 산다. 생명이 깃든 음식은 과학이 따라할 수 없는 효소가 있는 진짜 음식이다. 효소 의학의 선구자 미국의 에드워드 하웰 박사(Edward Hawell, 1896~1986)는 효소는 '생명의 빛'이라고 했다. 효소(enzyme)는 생명체의 대사 활동에 작용하는 화학 반응의 촉매 역할을 하는 단백질이다.

살아 있는 모든 식물과 동물에는 효소가 있다. 사람 몸속에도 약 13,000가지의 효소가 있다고 알려져 있다. 효소의 작용으로 100조 개가 넘는 세포와 각 장기의 신진대사를 만들어가고 있다. 아직 효소의 모든 기능을 다 밝히지 못했다. 지금 눈을 깜빡이며 책을 읽는 당신에게도 눈에서 작용하는 효소 반응이 일어나고 있는 것이다. 13만km의 혈관을 순환하게 하는 심장도, 산소를 마시는 폐도 우리는 효소 반응 없이 살 수 없는 존재다.

생명의 빛 효소는 우리 몸속에서 빛처럼 빠른 속도로 신진대사를 한다. 효소가 작용하는 속도는 펨토초(femto) 단위이다. 펨토초는 노벨화학상을 받은 연구 분야로 1000조 분의 1초(10^{-15})를 말한다. 눈을 깜빡하는 시간이 10분의 1초, 총알이 지나가는 시간이 100만 분의 1초로 이 단위는 가히 우리가 인식할 수 없는 분자의 세계이다. 식물의 효소 작용으로 일어나는 광합성 시간이 350펨토초이다. 아무리 도마 위에서 밥을 칼로 쪼개도 포도당으로 변화되지 않지만 소화 효소는 150펨토 속도로 밥을 포도당으로 바꿔준다. 100년이 넘게 걸릴 일을 효소가 불과 몇 초 만에 해결해준다.

인체에 있는 효소는 소화 효소, 대사 효소, 잠재 효소 총 세 가지로 분류할 수 있다. 소화 효소는 1장에서 다루었다. 대사 효소는 섭취한 영양 성분을 가지고 호흡과 혈액순환, 다양한 생명활동을 한다. 하나의 반응에는 하나의 효소가 작용한다. 포도당이 피부르산으로 바뀌는 과정이 10단계라면 10개의 효소가 필요한 셈이다. 동맥의 혈액순환만 해도 70개의 효소가 작용한다고 하니 영양소보다 효소에 더 집중하는 것이 현명하다.

잠재 효소는 보유하고 있는 효소로 언제 사용될지 모를 비상금 같은 통장잔고처럼 사용된다. 갑자기 바이러스나 세균이 우리 몸에 침입하면 잠재 효소를 사용해서 면역 세포가 외부 항원과 전쟁을 치르게 된다. 이 세 가지 효소는 섭취한 음식으로부터 얻어진다.

인체가 외부적으로 음식을 통해 얻는 효소를 식품 효소(food enzyme)라고 한다. 식품 효소는 소화 효소의 분비를 감소시키고 대사 효소가 잘 작용할 수 있도록 돕고 잠재 효소의 양도 늘려준다. 식품 효소는 우리 몸에서 크게 네 가지 기능을 한다.

첫째, 체내 환경의 밸런스를 맞춰준다. 호르몬과 전해질과 산과 알칼리의 밸런스를 맞춰준다. 혈액이 산성화되는 것을 막고 약알칼리성으로 만들어주는 것도 효소의 역할이다. 장내 세균의 균형을 위해 장 건강에 꼭 필요한 유익균이 증가하도록 관리해준다.

둘째, 면역력을 높여준다. 효소 자체도 항균 작용을 하며 백혈구와 면역 세포를 도와 외부 항원을 처리한다. 백혈구는 효소를 분비하여 항원을 처리한다.

셋째, 세포 재생 작용을 돕는다. 염증으로 생겨난 상처들을 아물게 하고 세포가 건강하게 재생되도록 돕는다. 우리 몸은 죽을 때까지 세포분열을 통해 새로운 몸으로 바뀐다. 효소가 부족하면 상처가 잘 아물지 않고 세포 재생력이 떨어진다.

넷째, 해독 배출 작용을 한다. 효소는 혈액을 통해 몸속 노폐물을 바깥으로 내보내준다. 불필요한 지방도 림프 순환을 원활히 함으로 몸에 쌓이는 지방이 없도록 관리해준다. 식품 효소의 양이 부족하면 호르몬과 전해질, 면역력과 소화력 등 몸 전반의 기능이 저하된다.

미국과 유럽에서는 우리나라에 비해 효소 치료를 이용한 효소의학이 발달해 있다. 효소 치료제를 통해 면역력을 향상시켜 에이즈나 알레르기와 아토피 피부염에 응용하고 있나. 몸에 불필요한 항원과 싸우기 위해 백혈구는 다양한 효소를 머금고 혈관을 이동하며 치료를 한다. 세균이나 바이러스, 곰팡이가 외부 항원이 되기도 하지만 혈액 내 소화되지 않은 단백질이 원인이 되기도 한다. 이때 효소가 몸에 불필요한 이상단백질에 붙어서 몸에서 배출되어 혈액을 깨끗하게 해준다.

면역력을 키우기 위해서는 반드시 효소가 충분하고 깨끗한 음식이 좋다. 소화기 면역 건강에는 효소가 풍부한 과일과 채소와 발효 음식이 좋고, 호흡기 점막에는 항균, 항염 작용하는 약초 에키나시아(echinasia)가 도움이 될 수 있다. 에키나시아는 알레르기나 비염, 천식이 있을 경우 활용하면 도움이 된다. 전 세계적으로 Covid-19 같은 호흡기 바이러스 감염증에 대해 누구도 안전할 수 없지만 소화기와 호흡기의 면역력을 키워주는 것이 예방책이 될 수 있다. 효소 치료는 화학 약품이 가진 부작용이 없고 신진대사를 원활히 해줌으로써 우리 몸의 자연 치유력을 높여준다.

가열식과 함께 가공식도 효소가 없는 가짜 음식이다. 가공식품에 비타민이나 미네랄 몇 그램을 담았다고 생명력이 생기진 않는다. 음식을 영양소로 분석해서 보는 관점은 그리 오래된 역사가 아니다.

탄수화물과 단백질과 지방은 19세기 초반에 영국의 의사이자 화학자인 윌리엄 프라우트(William Prout, 1785~1850)가 발견했다. 비타민은 1912년 폴란드의 생화학자 카시미르 풍크(Casimir Funk, 1884~1967)에 의해 생명을 뜻하는 비타(vita)에 질소로 형성되는 유기 화합물의 의미인 아민(amine)의 합성어로 이름이 지어졌다. 여기에 명성 있는 독일의 과학자 유스투스 폰 리비히(Justus von Liebig, 1803~1873)가 질소, 인, 칼륨의 미네랄을 발견하여 인공 분유를 만들었지만 아기들은 발육에 문제가 생겼다. 지금까지도 모유를 능가하는 분유를 만들지 못한다는 것을 잘 알고 있다.

음식을 영양소로 분석해서 보는 관점은 길지 않은 역사 속에서 영양학과 의학을 지배했고 생명이 담긴 진짜 음식은 뭔가 부족한 것처럼 보게 했다. 과일의 천연 당분을 정제한 당과 똑같이 바라봄으로 과일의 효과를 180도 오해했다. 라면이나 국수보다 과일의 당을 더 두렵게 만들어 과일은 당뇨 환자의 금지

식사가 되었다. 비타민 몇 그램, 칼슘 몇 그램을 첨가했을지라도 모든 가공식품은 생명이 사라진 가짜 음식이다.

잘못된 먹거리로 망가진 몸은 다시 좋은 음식으로 회복할 수 있다. 사찰 음식의 명장으로 알려진 선재스님은 생명이 깃든 음식으로 1년 선고 받은 간경화를 치료한 후 생명이 담긴 요리 수업으로 많은 사람들의 몸과 삶을 회복시키고 있다. 세계 3내 요리학교인 프랑스의 르 꼬르동 블루에서도 강연을 요청하며 두 시간 수업을 듣기 위해 독일에서 8시간 비행기를 타고 오는 일도 허다하다. 선재스님이 전하는 약이 되는 식사는 자연 그대로의 음식과 제철 음식, 깨끗한 음식과 때에 맞는 음식이다. 지나친 가열식과 가공식품으로 무너진 신진대사를 살려주는 것은 자연이 베풀어준 좋은 음식이다. 자연 그대로의 효소가 풍부한 음식이 답이다. 자연 그대로의 과일과 야채와 김치와 된장, 낫또 같은 발효된 음식에 효소가 풍부하다.

영양소를 꼼꼼히 분석하고 칼로리를 계산하는 다이어트는 무의미하다. 과학적 분석에 익숙했던 나도 분자교정의학과 기능의학을 접하며 영양학에 깊게 빠져들었고 대증치료의 부족함을 채워주는 최선의 길이라 여겼다. 영양소와 칼로리를 따져가며 식사를 했지만 밀가루 중독증은 사라지지 않았고 살이 찌고 빠지는 게 반복되었다. 아침 과일과 야채 등 하루 식사 중 살아 있는 음식을 많이 먹은 후부터 다이어트와 건강 고민이 사라졌다.

자연이 제공해주는 과일과 야채에는 연구실에서 만들 수 없는 생명의 원천, 효소가 가득하다. 사과 한 알에는 비타민 알약을 초월하는 효소와 이름을 부여받지 못한 수백 가지 영양소가 담겨 있다. 과학은 자연의 비밀을 아주 일부분만 발견했을 뿐 자연을 초월하지 못한다.

ⓘ 기억하자

❶ 효소 결핍이 비만의 원인으로 가열식과 가공식이 살찌게 한다.

❷ 생명의 빛, 효소가 풍부한 음식이 진짜 음식이다.

❸ 과일과 야채, 발효 음식을 먹으면 소화력과 면역력이 증가하고 신진대사가 원활하다.

아침 과일 습관

매일 체중을
재지 않는다

다이어트 실패의 요인 중 하나는 매일 체중을 재며 초조하게 하는 것이다. 빨리 살을 빼고 싶은 마음에 의욕이 앞서고 빠른 변화를 원한다. 그러나 다이어트를 성공하고 유지하는 사람들의 이야기를 들어보면 자연스럽고 꾸준한 방법을 선택했다. 최근에 2년 동안 서서히 13kg을 감량하신 분은 살 빼려는 생각보다 건강을 생각해서 아침 과일을 먹다보니 살도 빠지게 되었다고 한다.

차라리 집에 체중계를 두지 않는 편이 좋다. 처음 다이어트를 시작하기 위한 동기 부여를 주는 충격이면 충분하다. 매일 체중을 보는 초조함과 스트레스로 다이어트의 동기를 떨어뜨리고

지방이 쌓일 수 있다. 체중을 체크해야 건강한 동기 부여가 되는 긍정적인 상태일 때만 하는 것이 좋다.

단순한 체중 감량보다 사이즈 감량을 하는 것이 더 적합하다. 같은 몸무게라도 근육량과 체지방량에 따라 몸매는 많이 달라진다. 48kg이라 할지라도 근육량이 적고 복부비만이 심한 몸은 예쁘지도 않고 건강하지 않다. 55kg이라도 근육량이 적절하고 체지방량이 적으면 복부비만인 48kg보다 훨씬 더 아름다운 몸이 된다.

체중 증가는 다양한 상황에서 일어날 수 있다. 체중은 체수분과 근육량, 무기질과 체지방이 측정된 값이다. 체수분은 우리 몸의 60~70%를 차지하며 세포 내액과 세포 외액으로 구성된다. 세포 내액은 세포막 안의 수분으로 전체 수분의 3분의 2를 차지하고 세포 외액은 세포막 바깥의 혈장이나 세포 사이에 있는 수분으로 나머지 3분의 1을 차지한다. 짠 음식을 먹으면 세포 외액에 수분을 머금고 있어서 부종이 발생한다. 스트레스 호르몬인 코르티솔이 증가할 경우에도 부종이 생긴다.

스트레스를 받아서 살이 안 빠진다고 하는 사람, 물만 먹어도 살찐다는 사람들의 말이 사실일 수 있다. 이런 경우 체중이 갑자기 증가한 것으로 착각할 수 있다. 반대로 심한 이뇨 작용으로 수분이 빠진 것을 체중이 빠진 것으로 착각하기도 한다. 잘

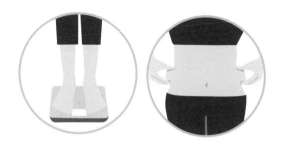

못된 방법으로 근육이 빠진 것도 체중 감량으로 착각할 수 있어
오히려 건강을 해치는 잘못된 다이어트가 될 수 있다.

　체지방 감량은 몸무게보다 허리둘레가 줄어드는 것으로 확
인하는 방법이 정확하다. 세계보건기구에서는 허리둘레와 엉
덩이둘레의 비율인 WHR(Waist To Hip Ratio: 허리둘레/엉덩이
둘레)로 세계보건기구에서는 남자는 0.9 이상, 여자는 0.85 이
상일 때 복부비만으로 정한다. 단순히 집에서 줄자로 허리둘레
를 측정하는 것만으로도 체지방 감량을 쉽게 확인할 수 있다.

　허리둘레를 줄이기 위해서는 지방이 타는 몸을 만들어줘야
한다. 지방대사는 단순한 영양 성분이나 칼로리 계산으로는 어
렵다. 적절한 체중 조절은 호르몬의 균형, 전해질의 균형과 산
염기의 균형 등 신진대사의 균형이 이루어질 때 가능하다. 잘못
된 식사로 깨어진 신진대사의 균형은 다시 몸에 맞는 적절한 식

사법을 통해 이루어진다.

미국에서 시작된 자연위생학(Natural hygiene)에서는 인체의 세 가지 리듬을 이야기한다. 지구는 공전과 자전의 리듬으로 질서 있는 상태를 유지해준다. 아침에는 해가 뜨고 저녁에 해가 지는 리듬에 순응하여 낮에 일하고 밤에는 잠을 자야 건강하듯 인체가 건강해지는 세 가지 리듬이 있다. 배출주기, 흡수주기, 동화주기이다.

배출주기는 04~12시, 흡수주기는 12~20시, 동화주기는 20~04시이다. 인체는 노폐물을 내보내는 시간, 영양소를 흡수하는 시간, 영양소로 인체 구성 물질을 합성하는 시간의 리듬이 있다. 먹을 때가 있고 내보낼 때가 있고 재구성할 때가 있다는 이론이니 합리적이지 않은가?

다이어트에 가장 중요한 시기는 몸에서 불필요한 것들을 제거하는 해독의 시간, 즉 배출주기이다. 하수구가 막히고 쓰레기가 쌓이는 집은 상상만 해도 끔찍하다. 우리는 보통 다이어트하려고 하면 무엇을 먹을까를 지나치게 고민한다. 몸에 쌓인 지방과 노폐물을 어떻게 내보낼까가 더 중요하다. 이 시기를 잘 보내면 다이어트는 생각보다 쉽게 성공한다. 바른 지식을 갖춘 뒤에 꾸준한 습관을 더하면 실패할 수가 없다.

첫 번째, 배출주기(04시~12시)이다. 아침에는 꼭 먹지 않아도 되지만 배출에 도움이 되는 식사를 하면 더 좋다. 아침밥에 대한 논란이 많기에 상식적으로 생각해보는 것이 좋다. 아침에 눈을 뜨자마자 식욕이 샘솟는가? 보통 입안이 텁텁하고 식욕이 별로 없다. 화장실에 가서 배출을 해야 몸도 가볍고 좋다. 밤새 나와 함께 쉬었던 소화기관은 눈을 뜨자마자 일할 준비가 되어 있지 않다.

아침에 눈 뜨자마자 엄마가 공부하라고 수학문제를 던져준다면 그 아이는 공부에 흥미를 잃게 될 것이다. 아침 일찍 업무 계획표를 보내서 다그치는 상사와 함께 일한다면 일의 효율은 떨어질 것이다. 밥이나 빵, 시리얼 같은 탄수화물 음식은 소화효소를 필요로 하는 밀도 높은 음식이다.

소화 효소를 필요로 하는 음식을 먹으면 위장과 췌장과 간이 쉬다가 벌떡 일어나 일을 해야 한다. 눈 뜨자마자 공부시키고 일을 시키는 것과 같은 이치이다. 보통 아침밥을 꼭 먹어야 한다는 주장은 뇌에 필요한 에너지원이 되고 점심 과식을 방지하기 위해서라고 한다. 이 두 가지를 모두 해결하며, 소화기관도 더 건강하게 만들어주는 현명한 방법이 있다.

배출주기에는 과일을 먹는 것이 좋다. 과일의 85~90% 이상은 수분이고 효소 그 자체이기 때문에 소화 효소가 필요 없다. 오히려 위장과 간과 췌장에 도움을 주는 효소와 파이토케미컬과 각종 영양 성분이 공급된다.

아침에 학교 가는 아이에게 필요한 뇌의 에너지원인 포도당
도 충분히 공급된다. 만성 피로에 시달리는 직장인에게도 샌드
위치나 김밥보다 더 효율이 높은 에너지와 영양소가 공급된다.
과일 영양소가 전날 쌓인 피로를 풀어주고 숙취해소에도 더 좋
다. 아침 과일을 500g 정도 먹으면 하루에 섭취해야 할 식이섬
유도 충분히 먹게 됨으로 변비에도 좋다. 과일의 비타민과 미네
랄은 지방을 분해하는 효소의 원료가 되니 안 먹을 이유가 없다.

두 번째, 흡수주기(12시~ 20시)이다. 이때에는 아침잠에서
깨어난 소화기관이 비로소 활발히 움직일 때이다. 소화를 위해
위, 소장, 췌장과 간이 일할 준비가 되었다. 이때 완전 소화가 되
도록 음식의 배합을 단순하게 하고 꼭꼭 씹으면 좋다. 살을 빠
르게 빼고 싶다면 식전에 과일을 먹고 점심과 저녁을 단순하게
먹을수록 좋다.

식후 과일은 이미 위에 들어온 음식물과 혼합되어 변질된다.
과일의 좋은 영양소는 흡수되지 못하고 노폐물을 남기게 된다.
한식 다이어트를 할 경우 국물 없이 음식을 꼭꼭 씹어 먹는 것
이 좋다. 오이나 오이고추, 쌈채소 등의 싱싱한 야채로 효소를
공급해주면 몸은 더 탄력 있게 감량이 된다.

세 번째는 동화주기(20시~04시)이다. 낮에 섭취한 음식의 성

분이 흡수되어 새로운 물질로 재합성되는 시간이다. 이 시간대에는 영양소의 합성과 함께 세포의 재생과 치료가 된다. 나쁜 암세포가 만들어진 경우도 이 시간대에 자가 포식 작용을 통해 몸은 스스로 치료와 회복의 시간을 갖는다. 밤 10시경에는 멜라토닌 호르몬이 분비되기 시작해서 깊은 수면으로 유도하고 치료와 재생이 잘 되도록 돕는다.

만약 이 시간에 야식을 하면 내 몸은 치료와 재생을 하지 못하고 소화를 위해 일해야 한다. 퇴근하는데 야근을 시키거나 집에 가는데도 일거리를 던져주는 느낌이다. 만약 이 시간대에 너무 출출하다면 소화 효소가 필요 없는 음식을 먹는 것이 좋다. 저칼로리라고 해서 곤약 같은 음식보다 효소가 풍부한 저당도 과일이나 야채가 좋다. 저당도 과일에는 블루베리나 딸기, 토마토가 있다. 야채는 파프리카나, 오이 등을 씹어 먹어도 되고 갈아서 스무디로 먹어도 좋다.

몸의 세 가지 리듬에 맞는 식사법은 체지방만 줄어드는 건강한 몸으로 만들어준다. 업무와 회식으로 식단을 챙기기 어려운 바쁜 직장인이라면 아침 배출주기에 희망을 걸어볼 수 있다. 서서히 만성 피로와 함께 뱃살이 얇아지는 것을 느낄 것이다.

요즘 저탄고지(저탄수화물 고지방), 현미생채식, 단백질 다이어트 등 너무나 종류가 다양하고 의견이 서로 충돌한다. 인체의 원리에 맞고 꾸준히 실천할 수 있는 방법으로 자기에게 맞는 다이어트가 최고다. 어떤 다이어트를 하더라도 배출주기의 원리를 이해하고 아침 과일이 응용되면 다이어트 효과는 더해진다. 소화기관의 부담을 줄이고 효소가 채워지면 지방 감량은 빨라질 수밖에 없다.

⊘ 정리하자

❶ 체중 = 체수분, 단백질, 무기질, 체지방

❷ 제지방 = 체중에서 체지방을 제외한 값

❸ 골격근 = 단백질과 무기질을 더한 값

① 기억하자

❶ 총 체중은 체수분과 근육량과 무기질까지 포함되어 있다.

❷ 체중 감량보다 사이즈 감량이 더 건강한 다이어트가 된다.

❸ 사이즈 감량을 위해서는 배출주기에 먹는 아침 과일이 빠르고 확실하다.

아침 과일 습관

소중한 나의 몸,
염증을 해결하자

염증은 비만을 유발한다. 피부에서 나는 고름 같은 염증이 아니라 몸속에서 미세하게 일어나는 세포와 혈관 수준의 염증이다. 몸속에서 염증이 일어나면 뇌세포에 당이 충분히 공급되지 못한다. 그러면 당이 부족하다고 느껴 우리 몸은 당을 더 원하게 되고 당은 지방으로 저장된다. 불필요한 당이 넘치면 또 염증이 생기고 식욕은 증가하며 이러한 악순환이 반복된다. 몸속 미세 염증을 반드시 해결해야 감량이 된다. 미세 염증은 장기적으로 암의 원인이 되기도 한다. 이러한 미세 염증의 원인은 입으로 들어가는 음식 때문이다.

　몸은 소화 과정을 통해 영양을 흡수하고 독소를 가려낸다. 독소가 나타나면 장에 있던 경찰과 같은 면역 세포가 최선을 다해 몸을 지켜낸다. 소장에는 몸 전체 면역력의 70%를 담당하는 면역 세포가 있다. 염증 물질을 분비하는 비만 세포와 외부 항원을 포식하는 대식 세포가 일을 한다. 갑자기 몸에 해로운 물질이 들어왔을 때 복통이나 배에 가스가 차거나 설사를 하는 증상은 내 몸이 해로운 물질을 가려내고 있다는 뜻이다. 이렇게 흡수된 영양 성분은 간문맥을 통해 신진대사를 맡고 있는 간에게 전달된다. 과도한 당분과 산화된 지방, 수십 가지 첨가물과 염증 물질 등이 모두 간으로 흘러들어간다. 간은 일단 모든 것들을 바다처럼 받아들이지만 독소가 되는 성분은 간이 원하는 것은 아니다.

독소가 되는 음식들은 먹지 않아야 염증이 줄고 비만이 해결된다. 최근 청소년들 사이에서 크론병이나 궤양성 대장염이 갑자기 증가했다. 간편한 편의점음식과 도시락이 청소년들 사이에서 거의 주식이 된 상황을 간과할 수 없다. 가공된 모든 음식은 독소를 머금고 있다. 가공식품 속의 첨가물은 간과 장에게 도무지 불편한 독소가 된다. 편의점에서 판매하는 삼각김밥이나 샌드위치에는 약 40~60여 종의 첨가물이 들어간다.

많은 가공을 거친 정제된 탄수화물도 독소가 된다. 빵이나 라면, 과자 같은 정제 탄수화물은 혈당을 빨리 올려 인슐린 저항성을 일으킨다. 인슐린 저항이 일어나면 혈액에 당이 넘치는 몸이 되어 이것을 해결하기 위해 염증을 유발한다. 가장 강한 독소 음식은 산화된 지방이 가득한 튀긴 음식이다. 치킨이나 튀긴 감자는 바삭바삭하고 맛이 있지만 몇 번째 사용하는 기름으로 만들었는지 아무도 알 수가 없다.

시판하는 튀김에 사용되는 기름은 대부분 콩기름이다. 대량으로 추출하는 방식에서 헥산을 사용하는데 이 성분이 잔류할 수 있다. 이때 사용하는 콩은 대부분 GMO로 생산한 수입산 콩이다. 기름 자체로도 건강을 보장하기 어려울 뿐만 아니라 산화된 기름으로 몸에서는 받아들이기 힘든 독소가 된다. 시커먼 기름으로 튀긴 길거리 튀김이나 편의점의 튀긴 음식을 먹고 뾰루지가 나거나 배가 아픈 것은 독소를 해독하기 위한 인체의 몸부림이다.

그동안 맛있게 먹었던 고기도 염증을 유발할 수 있다. 대부분의 공장식 축산으로 길러진 동물의 고기는 오메가6지방산이 많은 옥수수 곡물 사료를 먹고 자랐다. 염증을 조절하는 우리 몸의 회로에서 혈액 중 오메가6지방산과 오메가3지방산의 비율은 1:1~4:1 정도가 안정적이다. 아토피나 크론병 같은 자가면역 질환에 걸린 상태의 지방산 비율은 20:1(오메가6:오메가3) 정도로 무너져 있다. 공장식 축산으로 길러진 고기를 자주 먹었다면 이미 몸은 오메가6지방산을 지나치게 섭취한 상태다. 정상적으로 풀을 먹고 자란 소의 지방은 문제가 없지만 옥수수 곡물 사료를 먹고 자란 소의 몸은 이미 염증 상태이다. 아픈 소의 고기를 먹고 건강하기는 어렵다.

건강한 체중 감량을 위해 공장 유래의 가공식, 정제된 탄수화물, 튀긴 음식과 과도한 동물성 단백질은 독소가 된다는 것을 기억해야 한다. 자연 유래의 살아 있는 효소가 많은 음식과 오메가 3지방산이 풍부한 음식으로 몸속 미세 염증은 해결된다. 간과 장에 들어오는 성분이 깨끗하면 몸은 다시 재생된다.

간은 영양을 합성하고 해독하기 위해 많은 효소를 필요로 한다. 아미노산, 비타민, 무기질, 항산화영양소인 폴리페놀과 카로틴이 풍부한 음식은 효소의 원료가 된다. 간이 만든 효소는 직접적으로 이물질을 해독하기도 하고 면역 세포의 작용을 활발하게 도와주기도 한다. 효소가 풍부한 식사는 혈액이 맑아지고 몸 전체의 면역력이 균형을 이루어 자가 면역 질환도 좋아질 수 있다.

무조건적인 살빼기는 내 몸을 해칠 수 있다. 다이어트를 하기 전에 내 몸이 얼마나 수고스럽게 일하는지 생각해본다. 심장은 1초도 쉬지 않고 12만km의 혈관에 혈액을 흐르게 한다. 신장은 하루 180L의 혈액을 평생토록 필터 한 번 바꾸지 않고 노폐물을 걸러낸다. 폐는 70~100m²의 면적에서 열심히 이산화탄소를 산소로 교환해준다. 소장은 원래의 길이인 6m를 1000배 넓혀 6km의 면적으로 영양소를 흡수한다. 장에 들어온 모든 음식물에서 좋은 것과 해로운 것을 구분하느라 쉬지 않고 일하는 간은 하루 수십 가지 독소를 해독하기도 한다. 쉬지 않고 일하는 내 몸을 아껴주면 살은 저절로 빠진다.

ⓘ 기억하자

❶ 미세 염증은 비만을 유도한다.

❷ 공장 유래의 가공식, 정제된 탄수화물, 튀긴 음식과 과도한 동물성 단백질은 독소 음식이다.

❸ 자연 유래의 효소가 많은 음식과 오메가3지방산으로 염증을 해결하자.

빵과 이별하려면
마인드풀 이팅하라

빵과 디저트만 절제할 수 있어도 다이어트는 쉬워진다. 집에서 빵을 직접 만들어보면 밀가루의 양만큼 많은 설탕이 들어가야 단맛이 나는 것을 안다. 빵은 아무 맛이 안 나는 밀가루에 설탕과 버터와 소금으로 반죽을 하고 적당한 열로 구워 단맛과 고소한 맛으로 만들어낸 것이다. 어떤 음식이라도 설탕과 버터를 가미하면 그 자체로 단순하게 먹을 때보다 더 많이 먹게 된다.

평소 찐 감자 100g을 먹던 원숭이에게 꿀과 버터를 발라주자 네 배인 400g을 먹었다는 실험 결과도 있다. 당과 지방이 섞이면 식욕이 증가한다. 양념이 복잡하고 진할수록 식욕을 조절하는 뇌의 시상하부의 포만 중추에 문제가 생긴다. 다양한 첨가물에 익숙해진 입맛으로는 식욕을 통제하기가 어렵다.

빵과 디저트를 억지로 끊기는 힘들지만 단맛이나 고소한 맛으로 바꿔주면 쉽게 절제된다. 자연의 단맛은 과일과 일부 채소에 있고, 고소한 맛은 견과류에 있다. 과일은 풍부한 수분과 함께 식이섬유와 효소가 가득해서 상쾌한 포만감을 준다. 빵이나 디저트처럼 인슐린 저항성도 없고 식사로 먹으면 당은 축적되지 않고 바로 에너지로 사용되어 아주 안전하다. 단맛 욕구가 강하면 과일을 많이 먹어도 좋다. 당뇨 초기라 할지라도 식사로 먹는 과일은 안전하다. 빵과 떡이나 면류 음식보다 혈당지수가 낮고 칼로리도 낮다.

빵과 밥은 마음껏 드시지만 과일 한 조각 먹기 두려워하는 당뇨환자들을 보면 안타깝다. 과일의 다양한 무기질과 비타민은 오히려 당뇨환자가 결핍하기 쉬운 영양소를 공급해주고 혈당 안정에 도움을 준다. 자연 유래의 단맛과 고소한 맛 음식은 오히려 혈당을 안정시켜주고 상쾌한 포만감을 준다.

지방과 설탕, 각종 첨가물로 혼합한 요리는 과식하기가 쉬워진다. 우리는 당과 지방과 각종 첨가물로 혼합한 음식 앞에서 젓가락을 쉽게 내려놓지 못한다. 이것저것 마구 과식을 하는 이유는 몸에 효소가 부족하다는 신호이다. 가열식과 가공식으로 효소가 없는 음식만 먹게 되면 뇌의 식욕 중추의 균형이 깨진다.

반면 과일 식사로 살찔 만큼 배부르게 먹는 것은 어렵다. 효소가 충분히 공급되어 몸은 맑아지고 식욕이 안정된다. 아침 과일 식사를 3일만 실천해도 빵이나 과자에 손이 더 이상 가지 않는 신기한 경험을 할 수 있다. 과일의 싱싱한 효소가 주는 포만감을 경험하면 빵이나 가공식품을 더 이상 찾지 않게 된다.

빵이나 디저트를 가끔 먹더라도 천천히 먹으면 살찌지 않는다. 혈당을 천천히 상승시켜 인슐린 저항성이 생기지 않는다. 이것을 아는지 모르는지 식사를 1시간 이상 천천히 하는 지인이 있는데 그녀는 어떤 음식을 먹어도 천천히 먹는 습관 덕에 아주 날씬하고 건강하다. 나도 다이어트 기간 중 천천히 티라미스케이크를 먹었지만 변화가 없었다. 살찐 사람들 대부분은 허겁지겁 먹는 잘못된 습관을 가지고 있다.

미국에서 식단이나 운동의 변화 없이 식사습관 개선만으로 효과를 나타낸 식사법이 있다. 미국에서는 과체중이 인구의 3분의 1을 차지함에 따라 각종 다이어트법과 함께 심리를 연구하고 있다. 마음 챙김, 마인드풀 이팅(Mindful Eating)이라는 일종의 명상과 식사를 결합한 식사법이다. 식단과 운동의 변경 없이 마인드풀 이팅만으로 86%가 체중 감량과 행동이 수정되었다. 다른 연구 결과에서는 1400명의 마인드풀 이터(Mindful eater)가 체중이 줄면서 행복한 삶으로 느껴 섭식장애가 해결되었다고 한다.

마인드풀 이팅이란 내가 음식을 먹는 행위를 자각하며 식사에 온전히 집중하는 식사법이다. 먼저 진짜 배고픔인지 스트레스에 의한 가짜 배고픔인지 구분하게 한다. 만약 구분이 안 될 때는 물 한 잔을 먹어보면 알 수 있다.

마인드풀 이팅으로 식사할 때는 텔레비전이나 유튜브 영상을 끄고 음악도 듣지 않은 채 온전히 음식과 식사하는 나 자신에게만 집중한다. 음식을 눈으로도 먹고, 음식의 향을 코로 마시고, 씹을 때는 무슨 맛인지 온전히 느끼며 꼭꼭 씹어 먹는다. 음식을 입에 넣은 후에는 젓가락을 내려놓고 친천히 씹는다. 음식의 재료들이 나에게 오기까지의 과정도 생각해본다. 이렇게 먹어보면 내가 그동안 얼마나 음식의 맛을 충분히 느끼지 못했는지 알게 된다. 아무 생각 없이 허겁지겁 먹을 때보다 10배 이상 더 맛있게 느껴지고 만족감이 크다. 자연히 식사 시간은 길어져 포만 중추가 자극되어 음식의 양이 줄어든다.

마인드풀 이팅을 하면 음식을 구성하는 재료 하나하나가 소중하고 감사하게 느껴진다. 가공식품이야 공장에서 몇 시간 만에 대량 생산되지만 자연의 음식들은 적어도 6개월에서 수년 이상 걸려야 만날 수 있다. 과일은 햇빛과 땅의 기운을 받으며 시간이 지나야 완성된다. 한여름의 포도를 수확하기 위해 정성껏 가꾼 농부의 마음도 느껴진다. 바다에서 나는 해산물도 마찬가지이다. 사람의 몸은 또 어떠한가? 우리도 엄마 뱃속에서 10개월 동안 엄마가 주는 양분을 받아먹고 태어나 성인이 되는데 약 20년이나 걸린다. 자연은 각자의 성장 속도에 맞게 성장하도록 설계가 되었다.

다이어트는 건강한 라이프스타일을 만들어가는 과정이다. 자연과 생명에 대한 가치관과 태도를 돌아보는 시간이 필요하다. 자연에서 온 신선한 음식을 귀하게 여기는 태도가 생기면 내 몸에 더 이상 독소 음식은 멀리하고 진짜 음식만을 허락하고 싶어진다. 나의 귀중한 피와 살을 만드는 음식이 소중하게 느껴진다. 좋은 음식으로 새롭게 만들어지는 건강한 세포와 새 몸이 기대된다. 다이어트의 시도와 실패가 많았다면 이젠 제대로 된 방법을 찾은 것이다.

── **① 기억하자** ──

❶ 빵 중독은 단맛을 주는 과일과 고소한 견과류로 해결할 수 있다.

❷ 과식은 효소가 부족한 식사가 원인이다.

❸ 음식을 오감으로 먹는 마인드풀 이팅은 체중 감량과 만족감을 준다.

건강한 지방, 이상한 지방, 맛있는 지방

포화지방을 먹었는데 매년 16kg의 체중 감량이 되었다는 연구 결과가 있다. 캐나다 맥길대학교에서는 과체중인 사람이 콩기름, 카놀라유, 홍화유 대신 코코넛오일로 바꾸어 섭취한 후 체지방률이 내려갔다고 전한다.

코코넛오일은 식물성이면서 포화지방이다. 우리는 지금까지 포화지방은 심혈관질환과 비만의 원인으로 알고 있었다. 하지만 포화지방이 무조건 건강에 해롭고 불포화지방은 이롭다는 지식은 잘못된 영양 상식이다. 지방은 우리 뇌의 70%를 차지하고 있으며 세포막과 호르몬의 원료가 되고 식욕 조절과 체지방 감량에도 도움이 되는 영양소이다.

포화지방이 심장질환의 원인이라는 가설은 1950년대 조반 미네소타대학의 생물학자 앤셀 키스(Ancel Keys)가 세웠는데 미국 심장협회는 그 가설을 거의 확인 없이 수용하게 되었다. 미국의 지방산 권위자 메리 에닉(Mary Enig) 박사는 미국 정유 업계도 가공한 식물성 지방 쇼트닝이나 마가린 산업을 지켜내기 위해 동물성 포화지방이 위험하다고 주장했다고 전한다.

포화지방과 불포화지방은 구조의 차이일 뿐 그 자체로 이롭다, 해롭다의 기준이 될 수 없다. 지방의 구조는 글리세롤과 지방산으로 이루어져 있는데 탄소 결합 상태에 따라 포화와 불포화로 분류한다. 탄소의 결합들에 수소가 촘촘하게 짝을 이루고 있으면 포화지방이고 탄소의 이중 결합으로 수소와 짝이 덜 이루어진 구조가 불포화지방이다. 따라서 포화지방은 좀 더 안정적 구조이며 불포화지방은 이에 비해 불안정한 구조라고 할 수 있다.

지방을 태우는 오일인 코코넛오일은 케토제닉 다이어트를 하는 사람들이 아주 잘 활용하고 있다. 알츠하이머와 같은 뇌 신경 세포의 변성으로 인한 인지장애를 개선한다는 연구도 활발히 이루어지고 있다. 줄리안 휘터커 박사는 장사슬지방산(LCT, Long Chain Triglyceride, 13~20개의 탄소원자)과 중사슬지방산(MCT, Medium Chain Triglyceride 6~12개의 탄소원자)

의 관계를 각각 두꺼운 통나무 장작과 휘발유 같은 불쏘시개로 비유한다. 중사슬지방산(이하 MCT)이 휘발유가 되어 장사슬지방산을 활활 태워준다는 것이다.

또한 MCT 오일은 담즙의 소화를 거치지 않고 간에서 케톤으로 활용되어 몸에 쌓이지 않는다. 동일한 칼로리를 먹는다는 조건 아래에서 MCT 오일을 먹으면 지방이 더 잘 태워진다. 코코넛오일은 65%의 MCT 오일을 함유하고 있어 다이어트에 좋은 지방이다.

약이 없던 원수민들은 코코넛오일을 피부에 발라 치료제로 사용하기도 했다. 코코넛오일은 피부와 면역력 증진에도 한몫을 한다. 코코넛오일의 다른 지방산인 라우르산(lauric acid)은 항바이러스 기능이 있어 면역력 향상에도 도움이 된다. 모유 속에도 라우르산이 있어 면역력이 약한 아기들을 보호해준다. 가끔 튀어나오는 뽀루지나 여드름, 살짝 생긴 피부의 상처에 코코넛오일을 바르면 신기하게 염증이 작아지고 상처 없이 피부가 재생된다.

절대 먹으면 안 되는 지방은 단연 트랜스지방이다. 트랜스(trans, 서로 엇갈린)는 탄소와 수소의 구조가 정상적 결합인 시스(cis) 결합을 하지 못하고 서로 엇갈린 구조를 의미한다. 자연계에 존재하는 모든 불포화지방산은 시스 결합인데 가열이나 어떤 충격으로 트랜스 결합이 되는 것이다. 이 지방산은 자연계에 없는 인공 물질로 인체 내에서 대사해내지 못해 많은 대사 문제를 일으킬 수 있다. 필수지방산의 활동을 방해하고 세포막도 변형시키며 뇌세포를 교란시키기도 한다. 염증에 중요한 오메가3지방산을 파괴하며 심장병, 당뇨병, 암 등으로 인체 내 지방산의 대사와 관련하여 신진대사를 망가뜨린다.

세계 보건 기구는 하루 2g 이하로 섭취하지 않도록 권고하고 있으나 우리는 얼마를 먹고 있는지도 잘 모른다. 생각보다 트랜스지방산은 우리 가까이에 있기 때문이다. 늘 식품 성분표를 보고 트랜스지방 0g을 확인한다 할지라도 프라이드치킨과 바삭바삭한 빵이나 과자, 라면의 기름이 제조 과정에서 트랜스지방으로 변할 수 있다. 가공된 튀긴 음식들은 원치 않게 트랜스지방산이 생길 수 있다는 뜻이다.

우리가 챙겨 먹어야 할 좋은 기름은 코코넛오일과 올리브유, 아보카도 오일, 견과류, 오메가3지방산이 많은 연어나 고등어 등의 생선류이다. 버터 같은 고소한 맛에 대한 그리움이 크다면 기버터로 야채나 해산물을 볶아먹으면 꽤 맛있는 지방을 섭취할 수 있다.

기버터는 버터에서 수분과 단백질을 제거한 순수지방이다. 볶음 요리에 좋은 이유는 발연점이 250도로 높아 산화가 잘 안

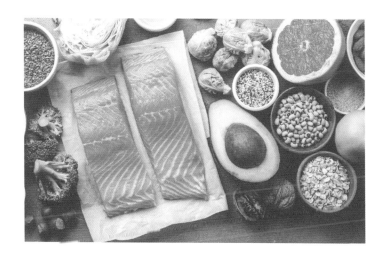

되기 때문이다. 안전하고 건강에도 좋다. 다이어트를 할 때에도 볶음요리에 이 오일을 활용하면 훨씬 풍미 있는 요리를 먹으면서 맛있고 배부르게 감량할 수 있다.

몸에 좋은 지방은 인슐린 저항성을 낮춰주고 식욕 억제를 하는 렙틴 호르몬과의 밸런스를 맞춰준다. 인슐린 민감도가 살아나면 당이 지방으로 저장되지 않고 에너지원으로 사용된다. 렙틴 호르몬은 지방세포에서 분비하는 식욕 억제 호르몬으로 뇌의 시상하부의 명령을 받아 식욕을 조절해준다.

지방요리는 과일이 주는 상쾌한 포만감과는 조금 다른 묵직한 포만감을 준다. 저혈당증이 있거나 단맛에 대한 욕구가 강할 경우 하루 중 지방의 함량을 늘려보는 것도 좋다. 오후 간식으로 지방이 많은 견과류를 50g 이상 먹거나 한 끼 식사로 기버터 30g 이상 넣은 야채나 해산물 볶음요리가 도움이 된다. 지방요리를 많이 먹을 때는 밥은 안 먹거나 최소화하는 것이 좋다. 자꾸 단 것이 당길 때 3일만 지방이 풍부한 요리를 먹으면 식욕 억제 효과를 볼 수 있다.

---

① 기억하자

❶ 코코넛오일은 천연 포화지방으로 에너지 대사율을 높여 체중 감량 효과를 준다.

❷ 가공식품의 튀김 음식을 먹었다면 나도 모르게 트랜스지방산을 먹었을 수 있다.

❸ 자꾸 단것이 당기면 건강한 지방 요리로 식욕과 혈당을 지키자.

아침 과일 습관

단짠단짠은
이렇게 해결한다

몸에 좋다는 음식들만 모아서 갈아서 마신다면 맛이 있을까? 슈퍼푸드라고 불리는 음식들인 연어, 토마토, 블루베리나 브로 콜리, 당근이나 아몬드 등을 갈아서 마셨다고 상상해보자. 아마 눈살이 찌푸려질 것이다.

《맛 이야기》의 최낙언 저자는 음식의 맛을 리듬이라고 전했 다. 마치 음악도 음표만 있다고 곡이 완성되는 것이 아닌 것처 럼 좋은 재료를 섞고 갈았다 할지라도 리듬이 빠진 것은 음식이 아니다. 재료를 갈고 섞는 과정에서 음이 평균화되어 리듬이 사 라지듯 맛도 평균화된다. 식품 회사에서 영양소를 균등하게 만 든 파우더 영양 음료를 만들고 있지만 계속 먹고 싶다는 사람은 별로 없다. 음식이 가진 맛을 살릴 때 리듬이 산다.

다이어트할 때 식욕 억제가 어려운 이유도 맛에 대한 그리움 때문이다. 우리가 느낄 수 있는 맛은 단맛, 신맛, 짠맛, 쓴맛, 감칠맛 총 5가지이다. 미국 컬럼비아대학교 찰스 주커 교수는 2000년~2010년 사이에 쓴맛 수용체, 단맛 수용체, 감칠맛 수용체와 신맛, 짠맛 수용체를 발견했다. 이 수용체 덕에 단맛과 짠맛, 신맛과 쓴맛, 감칠맛에 대한 욕구가 있다는 것이다. 단맛에 대한 본능 때문에 빵과 달콤한 디저트를 먹고 싶어 한다. 너무 맹맹한 맛을 싫어하는 것은 짠맛 수용체 덕분이다. 단 것을 먹으면 짠 것을 먹고 싶고 짠 것을 먹으면 또 단 것을 먹고 싶어 한다. 라면이 당기는 이유도 감칠맛의 원료인 MSG(MSG: MonoSodium Glutamate)에 대한 기억이 저장되어 있기 때문이다.

수용체가 없다면 맛에 대한 기억도 본능도 없다. 미국 모넬 감각센터 연구자들은 고양이는 단맛 수용체가 없어서 단 음식에 대한 욕구가 없고, 초식 동물 판다는 감칠맛 수용체가 없어서 감칠맛에 대한 욕구가 없다고 했다. 이미 우리의 뇌와 위장에 저장된 기억 속의 다섯 가지 맛을 억지로 절제하기보다 활용하는 것이 좋다. 체중 감량 후 유지하기에도 좋은 방법이다.

단맛에 대한 욕구는 자연스럽지만 늘 사탕과 초콜릿을 가지고 다닐 정도라면 저혈당증을 의심해봐야 한다. 만약 한 끼만 굶어도 심하게 배가 고프면 저혈당 초기라고 할 수 있다. 자주 공복감이 심하고 가슴이 두근거리고 떨림까지 있다면 반드시 관리를 해야 한다. 별일 아닌데 짜증이 나고 자주 우울하고 매사 귀찮고 피곤하다면 단순히 심리 문제로만 보기는 어렵다.

혈당 관리가 안될 때 나타나는 증상으로 저혈당증과 인슐린 저항성을 해결해야 한다. 방치하면 당뇨 전단계로 이어지고 당뇨가 될 수 있다. 저혈당 증세를 해결하기 위해 사탕이나 초콜릿으로 해결하는 사람들이 많은데 더 심한 저혈당증을 가져오는 잘못된 방법이다. 정제당으로는 일시적인 증상만 완화될 뿐 완전한 치료가 되지 않고 더 심한 인슐린의 문제를 가져온다. 단맛에 대한 욕구는 당도가 낮은 과일이나 당분 있는 야채로 해결하는 것이 좋다.

단맛과 신맛에 대한 욕구를 동시에 해결해주는 것은 신선한 과일이다. 제철 과일로 내가 먹고 싶은 과일을 먹는 것이 제일 좋다. 잘 모르겠다면 다양한 과일을 시도해보는 것도 좋다. 오랜 기간 나를 괴롭혔던 과자와 빵 중독을 과일로 해결했다. 내 몸이 어떤 과일을 원하는지 자주 느껴보려고 하는데 신기하게 느낌에 맞는 과일을 먹으면 식탐이 사라진다. 제일 좋아하는 과일은 포도인데 여름이 다가오면 포도를 많이 먹을 수 있는 기대감에 미리 행복해진다. 기분이 조금 우울하면 사랑스러운 느낌이 드는 체리를 먹는다. 입맛이 바뀌기 전에는 나 역시 빵과 치킨에 의존했지만 지금은 과일을 먹으면 도파민이 나오는지 기분이 좋아진다.

짠맛에 대한 욕구도 건강한 요리로 충분히 해결된다. 다이어트를 한다고 일부러 저염식을 고집할 필요는 없다. 소금은 위산의 원료로 너무 안 먹으면 역류성식도염의 원인이 될 수 있다. 소금도 정제된 나트륨이 아니라 미네랄이 함유된 천연 소금이 좋다. 소금은 짠맛도 있지만 다른 요리의 맛을 깊게 만들어준다. 신선한 재료는 소금과 향미를 더해주는 후추만으로도 맛있는 요리가 된다. 신선하지 않은 재료는 진한 양념을 사용하여 맛있는 요리로 둔갑하지만 입맛을 교란시켜 신진대사에 문제를 가져온다. 음식점에서 식사를 한 날에 이상하게 물을 많이 마시는 이유이다.

감칠맛은 염분 섭취량을 줄이고 재료의 맛을 깊게 느끼게 한다. 감칠맛은 혀에 글루탐산과 같은 감칠맛 수용체가 있어서 느껴지는 맛이다. 2000년에 국제적으로 인정된 제5의 맛으로 영어로 UMAMI라고 알려졌는데 일본어로 '우마이うまい, 맛있다'와 '맛 味'를 합쳐서 만든 단어이다. 감칠맛이 느껴지면 침과 위에서 소화를 시작할 준비를 한다. 모유 속에도 글루탐산이 함유되어 있어 아기도 감칠맛을 느낀다고 한다.

감칠맛을 느낄 수 있는 성분은 아미노산인 글루탐산 외에도 헥산의 일종인 가쓰오부시의 이노신산과 표고버섯의 구아닐산이 있다. 감칠맛은 고기와 해산물, 버섯에서 얻을 수 있다. 고기나 양파를 구울 때 색이 변하는 마이야르 반응으로 생기는 맛이 감칠맛이다. 멸치나 가다랑어 육수로 만든 음식이 그리운 것도 감칠맛에 대한 기억이다. 나는 가끔 과일로 충족되지 않는 감칠맛 욕구를 김과 가쓰오부시 국물로 만족시켜준다.

쓴맛은 커피나 자몽, 쓴 나물에서 느낄 수 있다. 아마도 쓴 맛에 대한 욕구는 다른 음식보다 제일 낮을 것이나. 나이어트 숭 커피를 마셔도 되냐는 질문을 많이 한다. 커피에 대한 의견은 분분하다. 찬성론자들은 커피의 폴리페놀이 항산화 기능을 해서 좋다고 하고, 반대론자들은 커피의 곰팡이가 문제가 되며 우리나라에 들어오는 커피의 대부분은 곰팡이에 오염되어 있다고 한다.

커피를 좋아하지 않는 사람이라면 굳이 마실 필요는 없다. 커피 애호가라면 설탕이나 우유가 없는 아메리카노 한 잔 정도 행복하게 마시는 것도 괜찮다. 나는 커피 중독자였지만 과일을 활용한 스무디를 알게 된 후로는 커피 중독을 해결할 수 있었다. 하루 한 잔 정도 마시거나 그냥 지나치는 날도 있다.

음식의 맛과 함께 느끼는 오감도 만족과 행복을 느끼는 데 중요한 부분이다. 다중감각적 지각의 최고 권위자인 옥스퍼드대학교의 심리학자 찰스 스펜스(Charles spence)는 음식의 맛과 오감을 연구했다. 맛은 향을 동반할 때 더 강렬해진다. 설탕만 넣은 그릇과 캐러멜향을 함께 넣은 설탕 그릇에서 사람들은 카라멜 섞은 설탕 그릇을 더 달콤하게 느꼈다. 바닐라향이나 딸기향을 넣으면 설탕이 더 달게 느껴진다. 감기에 걸렸을 때 음식의 맛도 같이 못 느끼는 경험을 해봤을 것이다. 어떤 다이어터는 먹고 싶은 음식의 냄새만 맡고 먹은 것 같은 만족감을 얻기도 한다.

시각적으로 느끼는 음식의 효과도 크다. 빨간 딸기를 흰 접시에 둔 것과 검정색 접시에 둔 것 중 어느 것이 더 맛있게 느껴질까? 대부분의 딸기 디저트는 흰 접시에 담아서 준다. 검정색 접시에 딸기가 담긴다면 손이 좀 덜 갈 것이다.

청각적인 효과도 크다. 스펜서 팀은 감자칩 프링글스를 씹어 먹을 때 자신이 그 소리를 크게 들을 수 있도록 한 그룹과 소리를 작게 들려준 그룹으로 나누어 실험을 했다. 아삭아삭 소리를 들으며 먹는 그룹이 더 맛있고 신선하다고 맛을 평가했다. 몸에 좋은 건강한 음식을 오감으로 먹는다면 먹고 싶었던 해로운 음식을 충분히 먹은 효과가 있다.

건강한 음식으로 건강한 몸을 만들기 위해서는 재료를 준비하거나 요리하는 과정을 즐기는 것도 중요하다. 마인드풀 이팅과 같이 요리하는 과정에서 나오는 재료들의 소리도 듣고, 고소한 냄새도 맡으며 요리를 즐겨보자. 과일 식사를 즐길 수 있게 되면 하루 한 끼 요리로 간편한 식생활이 된다.

아침엔 과일, 점심식사는 기버터를 양파에 볶아 연어와 함께 먹기, 저녁은 간단한 과일 스무디로 마무리하면 맛있고 건강한 하루 식사가 완성된다. 나만의 레시피를 만들어 보는 것도 좋다. 내 몸에서 원하는 다섯 가지 맛이 채워지면 더 이상 치킨이나 피자, 빵 등 다이어트를 망치는 음식을 그리워하지 않게 된다.

---

① 기억하자

❶ 본능을 채워주는 식단이 유지하기에 좋다.

❷ 단맛, 신맛, 짠맛, 쓴맛, 감칠맛을 다 느낄 수 있는 나만의 자연 식단을 구성하자.

❸ 다섯 가지 맛과 오감이 만족되면 다이어트를 망치는 음식을 찾지 않게 된다.

스트레스가 줄어들면
살도 빠진다

인체는 호르몬으로 신진대사를 조화롭게 조절한다. 스트레스를 받으면 교감신경이 자극되어 부신에서 아드레날린이 분비되고 부신이 자극받으면 스트레스 호르몬인 코르티솔(Cortisol)을 분비한다. 코르티솔은 에너지원인 포도당과 단백질과 지방의 대사를 촉진시키며 신진대사를 주관한다. 포도당 합성을 촉진하여 혈당을 상승시키고, 단백질 분해하여 혈중 아미노산의 수치를 높이며, 지방 분해를 촉진하여 혈중 지방산의 양을 늘린다. 혈압과 전해질과 산 염기의 균형과 면역력까지 우리 몸을 스트레스로부터 최적화된 상태로 유지시켜준다.

문제는 만성적으로 스트레스가 지속되는 상황이다. 코르티솔의 분비가 지나치게 많아지면 근력이 줄어들고 뼈가 약해진다. 지방 분해가 되지 않아 지방이 쌓이는 몸이 된다. 인슐린 저항성도 심해져 당이 사용되지 못하고 지방으로 축적되게 한다. 지나친 코르티솔 분비는 여성호르몬의 밸런스도 깨뜨려 심한 스트레스를 받는 여성은 월경이 끊기기도 한다. 호르몬 불균형으로 우울증과 무기력 같은 심리적인 고통도 따른다.

스트레스는 활성 산소를 증가시켜 여러 가지 문제를 만들어 낸다. 활성 산소로 세포막과 혈관이 딱딱해져 세포들의 신호와 물질교환이 제대로 일어나지 못한다. 면역 세포들이 활성 산소와 전쟁을 치르느라 효소를 과다 사용하여 몸은 노화가 진행된다. 세포 수준에서 영향을 미치는 특성으로 질병의 원인 90%는 활성 산소라고 한다.

활성산소는 텔로미어(telomere)의 길이를 짧게 만들어 노화와 수명에도 영향을 미친다. 텔로미어는 수명과 노화 유전자로 길이가 빨리 짧아질수록 노화가 빨라지고 수명이 단축된다. 텔로미어 연구로 노벨상을 받은 엘리자베스 블랙번 교수는 20~50세 여성 62명을 대상으로 스트레스를 많이 받는 그룹과 그렇지 않은 그룹의 활성 산소와 텔로미어의 길이를 측정해보았다. 스트레스를 많는 그룹은 9~17년이나 노화가 빨라지는 것으로 측정되었다. 아름다움과 젊음을 오래도록 유지하고 싶다면 활성 산소는 반드시 제거해야 한다.

건강하고 행복해지기 위해 선택한 다이어트가 또 하나의 스트레스가 될 수 있다. 미과학위원회의 미의학협회보의 발표에 의하면 감량 후 5년 유지를 비만 치료라고 할 경우 다이어트가 암보다 더 치료율이 낮다고 했다. 두려움과 통제 기반의 다이어트는 죄책감으로 이끌어 실패하기 쉽다. 정신의학자 데이비드 호킨스(David Hawkins)는 사랑과 기쁨과 평화를 느낄 때 가장 에너지가 높고, 죄책감과 수치심, 무관심에 휩싸일 때 에너지가 제일 낮다고 했다.

다이어트 같은 새로운 도전은 높은 에너지를 필요로 한다. 나를 매일 질책하는 것보다 이전의 작은 성공 경험을 기억하며 스스로 할 수 있다고 응원해주는 것이 더 좋다. 한계를 향한 도전을 할 때 이전에 해냈던 일들을 생각하는 것만으로도 자신감이 생기고 해낼 수 있는 힘이 돋는다.

UCSD 공중보건학 가정의학과 폴 밀스 교수는 '감사'가 심부전증 환자들의 정신 건강과 치료에 효과가 있다고 했다. 감사를 느끼면 숙면하게 되고 우울함과 피로가 줄어든다. 환자들에게 8주간 감사 일기를 쓰게 함으로써 염증 지표가 내려가는 것을 확인했다.

감사 일기는 몸과 마음을 함께 치료하는 심신의학의 한 분야이다. 감사를 느끼면 뇌의 측두엽에서 사회적 관계와 관련된 부분과 쾌락 중추가 작용하여 행복 호르몬이 분비된다. 도파민, 세로토닌과 엔돌핀이 분비되어 마음은 행복감으로 가득차고 질병도 이기게 된다. 하루 10가지 감사한 일을 매일 적으면 부정적인 감정으로부터 멀어지고 심지어 화나는 일조차 나를 성장시키는 재산이 될 수 있다는 큰 관점으로 바라보게 된다.

중국 속담에 과거의 불행은 빼놓지 않고 헤아리면서 나아온 축복은 무심히 받아들인다는 말이 있다. 감사하지 않으면 감정은 무뎌지고 마음은 차가워진다. 성경에는 범사에 감사하라는 구절도 있다. 우리 주변을 둘러보면 무엇이든 감사할 수 있다.

행복한 사람은 일상의 작은 것들과 사람과의 관계 그리고 자연 속에서 감사하는 사람이다. 인간행동학의 전문가 존 디마티니(John Demartini)는 감사는 지성과 감성의 문을 열어 우리 안의 천재성을 깨우고 기억력과 목표의식을 높여준다고 했다. 또한 우리가 사랑과 감사를 받는 것을 좋아하는 이유는 사랑과 감사가 본능이기 때문이라고 한다.

사랑과 감사의 에너지는 불가능한 일도 가능하게 하는 강력한 힘이다. 나는 연말에 감사한 일 200가지를 찾아보라는 스승님의 말씀을 듣고 실천해보았는데 감사와 행복의 연결고리를 온몸으로 체감했다. 행복은 우리의 사소한 일상에 늘 깃들어 있다.

에너지가 떨어진 분들을 위한 다이어트 상담에서 자주 사용하는 방법은 좋아하는 순간 찾기, 나의 강점에 집중하기, 엉뚱한 상상력으로 잠재력 발견하기이다. 자신의 취향과 강점과 가능성을 아는 사람은 스트레스를 덜 받는다. 내가 좋아하는 순간을 기록하는 것은 날아가는 행복을 붙잡는 것과 같다. 잘 고쳐지지도 않는 나의 단점에 좌절하기보다 강점을 찾아 더 집중해본다.

내 속에 숨어 있는 작은 가능성의 씨앗을 발견하며 예측할 수 없는 미래도 상상해본다. 사람의 내면에는 누구나 창조의 샘이 있다. 어린이들은 신나게 놀다가 밥때를 놓치고 사랑에 빠진 연인은 바라만 봐도 배부르다고 한다. 재미있고 좋아하는 것에 몰입하면 도파민 호르몬 덕분에 식욕이 자연스럽게 절제된다.

전 세계에 불어닥친 COVID-19는 많은 사람에게 큰 스트레스와 우울감을 안겨주었다. 좌절한 사람도 있겠지만 누군가는 기회를 보고 집중하고 있을 것이다. 나도 처음엔 우울하고 좌절감이 왔지만 내가 할 수 있는 일에 집중해보자는 마음의 소리를 듣고 일어섰다.

마음의 여유가 오니 5월의 연초록빛 풀과 나무들을 보며 반려견과의 산책을 누릴 수 있었고 마음이 따뜻한 지인과 주말 도보 산책도 즐겼다. 좋아하는 배우의 영화를 보며 영감을 얻고

언젠가 타샤의 정원과 헨리 데이비드 소로의 호숫가 오두막집 같은 곳에서 글쓰기를 상상하니 스트레스는 점점 줄어들었다.

---

① 기억하자

❶ 만성 스트레스는 코르티솔 호르몬 작용으로 지방이 더 축적된 몸을 만든다.

❷ 사랑과 기쁨과 감사는 높은 에너지를 공급해준다.

❸ 감사 일기와 좋아하는 일을 통해 건강한 마음을 만든다.

3장

다이어트, 과일에서 시작한다

식전 과일은 약이 되고, 식후 과일은 독이 된다.
과일은 반드시 아침에, 공복에 먹어야 한다.

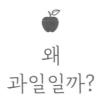

왜
과일일까?

과일은 역사학적으로 사람의 주식이었다는 것을 증명해준다. 존스홉킨스대학교의 인류학자 앨런 워커(Alan Waker) 박사는 1200만 년 전 원생인류의 치아를 연구해보니 주로 과일을 먹은 모습이었다고 했다. 영국의 외과의사이자 인류학자였던 로버트 브리폴트(Robert Briffault, 1876-1948)도 그의 저서《인류의 어머니The Mothers》에서 원시 인류는 유인원들과 마찬가지로 과일을 먹었다고 전한다.

사람과 DNA가 99% 비슷한 유인원은 과일과 야채로 에너지를 내고 근육을 만든다. 열매와 나뭇잎을 주로 먹고 곤충 같은 동물성 단백질은 5% 이내로 먹는다. 그들에게서 비만과 당뇨를 찾기란 어렵다. 무병장수 100세를 살았던 자연주의자 헬렌 니어링과 스콧 니어링은 아침마다 한 가지 과일로 식사했다. 전체 식사의 35%는 과일, 50%는 야채, 단백질과 지방은 소량 먹었다.

과일과 같은 자연식은 체중을 일정하게 유지해준다.《과식의 종말》의 저자 데이비드 A. 케슬러는 우리 몸에 세트 포인트(set point, settling point)가 있어서 체중을 일정하게 조절할 수 있다고 했다. 체중 조절을 쉽게 무너뜨리는 음식은 설탕과 지방과 소금이 들어 있는 가공된 음식이다. 정제당분이 가득한 단 음식을 먹으면 짠 것을 먹고 싶은 욕구가 생기고, 이 악순환이 반복된다. 과일즙과 야채즙의 선구자 역할을 한 노먼 워커는 순수한 자연의 음식을 먹으면 칼로리나 영양 성분을 계산하지 않아도 자연적으로 체중 조절이 가능하다고 했다. 건강한 사람들은 1년 전이나 지금이나 비슷한 체중을 유지하고 있다.

과일을 먹다 보면 렙틴 저항성을 해결함으로 자연스러운 체중 조절 시스템이 살아난다. 렙틴은 식욕을 억제하는 호르몬이다. 반대로 그렐린은 식욕을 촉진하는 호르몬이다. 이 둘 사이의 조절 시스템이 망가졌을 때 많이 먹어도 배부르지 않아 계속 먹게 된다. 렙틴 수용체에 대한 민감성이 떨어져 아무리 먹어도 식욕 억제가 안 되는 상태를 렙틴 저항성 상태라고 한다.

렙틴 저항성이 생기는 이유는 인슐린 저항성과 영양소 부족이다. 인슐린에 대한 저항이 생기면 과다한 지방이 축적되고 렙틴의 민감도가 떨어져 식욕 억제가 안 된다. 비만한 사람들의 몸에는 지방을 분해하는 리파아제가 결핍되어 있고 리파아제의 역할을 돕는 조효소도 부족하다. 조효소는 영어로 코엔자임(coenzyme)이라 하는데 효소의 보조적인 역할로 여러 비타민과 미네랄이 조효소가 된다. 과일의 수십 가지 영양소는 리파아제가 잘 만들어질 수 있는 환경을 제공한다.

과일의 영양소는 효소와 비타민과 미네랄, 소량의 단백질과 지방도 있으며 항산화 기능을 하는 식물영양소와 식이섬유까지 완전한 음식이다. 대부분 도시에 사는 우리가 선택할 수 있는 가장 쉬운 자연 식사는 하루 한 끼 과일 식사이다. 삼시 세끼 모두 자연식 밥상을 차려 먹기란 쉽지 않지만 다양한 제철과일은 접하기 쉽다. 과일 한 알을 그대로 먹으면 식품 효소와 함께 과일 속 풍부한 영양을 흡수한다. 효소는 전해질과 미네랄과 호르몬의 균형, 면역력을 높여주고 노화를 막아준다. 과일이 식사로 충분한 이유는 에너지원이 되는 당분이 5~15% 구성되어 있고, 각종 비타민과 미네랄이 풍부하기 때문이다. 과일의 85~95%는 수분이다.

자연의 순수한 음식을 많이 먹었던 일본 오키나와의 사람들 중에는 비만과 당뇨환자가 없었다. 미국 뉴욕대학교 의대의 세포 생물학자 유형돈 교수는 오키나와 사람들의 식단에서 질병과 노화의 열쇠를 풀었다. 고기와 쌀을 구하기 어려운 가난했던 시절에 먹었던 그들의 주식은 고구마와 된장이었고 생선도 가끔씩 먹는 수준이었다. 오히려 가난한 밥상이 그들을 심혈관질환과 당뇨, 비만으로부터 지켜준 비법이었다.

자연이 주는 소박한 밥상은 우리를 살찌지 않고 건강하게 한다. 자연식을 하면 충분한 효소 공급으로 신진대사가 원활해져 비만은 찾아보기 어려운 몸이 된다. 5일 과일 식사를 배부르게 하면 피부가 맑아지고 허리 1~2인치가 줄어든다.

과일의 항산화 물질인 폴리페놀과 안토시아닌은 활성 산소를 제거할 뿐만 아니라 지방 조직에서 세포의 신호 전달 체계를 변화시켜준다. 장에서 음식물을 받은 간은 많은 노폐물과 영양소를 구분하며 해독을 해야 한다. 간은 많은 효소와 항산화영양소를 머금고 있을 때 위대한 과업을 잘 수행한다.

포도의 레스베라트롤, 사과의 케르세틴, 토마토의 라이코펜 같은 이름이 식물영양소로 암 예방을 위해서 먹어야 할 훌륭한 자연 항암제이다. 세계암연구재단(WCRF)과 세계보건기구는 암 예방을 위해 과일과 채소를 하루 400g 이상 섭취하도록 권고하고 있다. 작은 사과 3개, 중간 크기 사과 2개 분량이다.

변비가 있다면 유산균보다 과일을 선택하는 것이 더 현명하다. 과일의 식이섬유는 대장에 영양 성분을 공급하고 대장 운동에도 도움을 준다. 과일 식사로 변비는 너무 쉽게 해결된다. 우리나라는 본래 한식을 통해 섬유질을 충분히 먹는 식문화를 가지고 있어서 대장질환이 별로 없었다. 그러나 서구식 식습관이자리 잡으면서 대장암이 폭발적으로 증가하고 있다.

세계보건기구는 하루 25g의 섬유질을 먹으면 대장암을 예방할 수 있다고 권고한다. 과일 속 식이섬유인 펙틴은 대장 내 세균총의 먹이가 된다. 장내 세균은 펙틴을 먹고 단사슬지방산(short chain triglyceride)을 만들어낸다. 탄소 수가 6개 이하인 단사슬지방산은 대장 점막의 상피 세포의 성장을 돕고 염증이 생기지 않도록 막아준다. 그 종류는 아세트산, 프로피온산, 부티르산으로 프로피온산은 간에서, 부티르산은 근육에서 이용한다. 과일은 대장 건강을 위해서도 필수 식단이다.

이렇게 영양이 풍부한 과일은 언제 먹느냐가 매우 중요하다. 식후 디저트로 먹지 말고 반드시 식전에 먹어야 한다. 과일은 식후에 먹으면 독이 된다. 식후에 과일을 먹으면 당과 섬유질이 위장내 음식물과 만나 따뜻한 위 안에 머물러 발효가 일어난다. 발효된 음식은 우리 몸에 이롭지만 몸속 발효는 가스가 차고 음식물을 변질시켜 독이 된다.

과일은 식전에 먹을 때만 과일의 수많은 영양소가 우리 몸에 완전히 흡수된다. 과일을 많이 먹었지만 좋은 효과를 보지 못했다고 하는 사람들은 식후에 먹었기 때문이다. 우리나라의 식후 과일 디저트 문화가 식전 애피타이저 문화로 바뀐다면 비만과 당뇨 인구가 대폭 감소할 것이다.

어떤 기능의학 전문가들은 토양의 신성화로 하루에 필요한 비타민C를 먹으려면 키위 40개를 먹어야 하니 대신 비타민 영양제를 먹는 것이 현명하다고 한다. 그렇다면 키위 안에는 비타민C만 소량 있고 그 외에는 아무 영양소가 없는 것일까? 키위 속 비타민C와 합성한 비타민 영양제의 함량만을 비교하는 것은 지나치게 단편적인 시각이다.

과학은 모유보다 더 훌륭한 분유를 만들지 못했다. 과일도 마찬가지이다. 과일 속에는 아직 다 밝혀내지 못한 효소와 수많은 이름 모를 영양소가 가득하다. 실험실에서는 자연의 완벽한 조화를 결코 흉내 낼 수 없다. 이해를 위해 과일 속 항산화영양소와 비타민 성분들로 설명을 했지만 과일 그 자체는 비타민 몇 그램으로 설명할 수 없는 완전식품이다.

──────── ⓘ 기억하자 ────────

❶ 과일은 렙틴 저항성을 해결하므로 자연스럽게 체중을 조절해준다.

❷ 과일의 효소와 폴리페놀은 활성 산소를 제거하고 노화를 예방하고 지방 분해를 돕는다.

❸ 식후 과일은 독이다. 과일은 반드시 식전에 먹어야 한다.

◆ 당도에 의한 과일의 분류

당도	과일
저당도	딸기, 수박, 방울토마토, 토마토
중간당도	블루베리, 배, 오렌지, 참외, 사과, 포도, 멜론, 키위
고당도	바나나, 거봉, 망고, 감, 파인애플, 무화과

◆ 과일 100g 칼로리와 당분

과일	칼로리(kcal)	총당분(g)	자당(g)	포도당(g)	과당(g)
바나나	84	14.5	0.1	7.8	6.6
거봉	60	13.6	0	6.8	6.8
망고	61	13.5	6.9	2	4.6
사과	56	11	2.1	2.6	6.3
감(단감)	51	10.4	0	5.3	5.1
파인애플	53	10.1	5.8	2.9	1.4
블루베리	48	9.8	0.1	4.8	4.9
배(신고)	46	9.7	0.5	4.4	4.8
오렌지	47	9.2	4.1	2.4	2.5
참외	47	9	5.9	1.5	1.6
포도(캠벨)	58	8.4	0	3.7	4.7
멜론	40	8	5.9	1	1.1
키위(골드)	54	6.9	0	2.5	4.4
키위(그린)	66	6.6	0	2.4	4.2
딸기(설향)	34	6	0	2.6	3.4
수박	31	4.9	2.4	0.4	2.1
방울토마토	25	3.8	0	1.8	2
토마토	19	2.3	0	1.1	1.2

식품의약품안전처, 2019

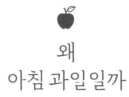

왜
아침 과일일까

아침밥은 화려하게 저녁밥은 거지처럼 먹으라는 말을 많이 들어왔다. 아침밥을 꼭 먹어야 하는 학생들은 공부하는데 무리가 없어야 하고 직장인들은 오후에 과식하지 않기 위해서란다. 여기에서 아침밥 속에 담겨진 에너지원은 뇌가 이용하는 포도당을 두고 말한 것이다. 포도당은 인체와 뇌에 매우 중요한 에너지원이다. 포도당을 이용해 인체의 에너지 ATP를 만들어낸다. 이러다 보니 아침에 탄수화물 종류는 꼭 먹어야 한다며 바쁘면 샌드위치나 김밥, 우유와 시리얼이라도 꼭 먹게 한다. 아침부터 소화 효소를 사용하는 식사를 하는 것이 좋을까?

아침은 몸이 깨어나는 시간이다. 소화 효소를 사용하지 않는 무리 없는 식사가 좋다. 공부나 운동에도 워밍업이 필요하듯 내 몸도 워밍업이 필요하다. 몸의 세 가지 리듬에서 밝힌 바와 같이 아침은 배출의 시간이다. 신진대사 노폐물이 아침 시간에 소변과 대변으로 배출된다.

아침에 과일을 먹으면 영양소는 흡수되면서 장은 노폐물을 배설한다. 오후에 사용할 소화 효소들의 조효소를 공급해준다. 아침 과일로 효과가 나타나는 양은 500g이다. (4장에서 사세히 설명) 아침 과일 500g을 먹으면 영양이 아주 풍부한 고급 수분 500ml를 마시는 것이며, 그 안에 들어 있는 식이섬유와 식품의 효소, 다양한 영양제를 먹는 것이다. 아침 과일은 장과 간의 해독을 돕고 오후의 소화를 준비하기 위해 장기에 생기를 불어넣어준다.

아침에 공급된 과일의 영양소는 오후에 섭취할 음식의 완전 소화를 돕는다. 어떤 이는 다이어트할 때, 음식이 완전 소화되면 영양 성분이 모두 흡수되어 더 살이 찌는 게 아니냐고 묻는다. 소화되지 않은 음식물들은 부패되고 발효되고 산패된다. 우리 몸에 쓰레기를 던져주어 간과 신장이 부지런히 해독해야 하는 부담스러운 일거리가 된다. 소화되지 않은 단백질은 혈관 내로 흡수되어 알레르기, 아토피와 천식의 원인이 된다. 소화되지 않는 음식을 먹는 것은 몸을 혹사시키는 행위이다. 지방 분해와 신진대사는 더 느려질 수밖에 없다. 다이어트는 좋은 음식을 먹어서 완전히 소화시키고 몸에 불필요한 찌꺼기를 쌓지 않는 몸 상태를 만들면 성공한다.

아침 과일은 3일만 실천해도 입맛의 변화를 느낀다. 예일대학교의 교수 주디스 로딘(Judith Rodin)은 식사 전에 과일 속의 당을 먹으면 식사량이 줄어든다고 했다. 정제당으로는 만들어 낼 수 없는 효과다. 과일의 달콤함과 신선한 청량감이 입맛의 순수함을 끌어낸다. 순수한 입맛은 맵고 짜고 자극적인 첨가물에 대해 민감함을 느끼며 더 깨끗하고 순수한 음식을 갈망하게 한다. 혀의 미각이 살아나 전보다 짠맛과 매운맛에 대한 민감도가 높아진다. 순수한 입맛은 맑고 순수한 몸을 만들어준다.

많은 사람들이 아침 과일을 먹은 후 빵과 과자, 초콜릿과 케이크 등 단 음식을 끊게 되었다는 신기한 경험담을 들려준다. 예전에는 강한 유혹을 받았던 치킨의 고소한 냄새도 뭔가 오래된 기름의 냄새가 더 강하게 느껴져 먹고 싶은 느낌이 들지 않게 된다. 3일 정도 과일 식사만으로 과일 클렌징을 하면 몸에서도 과일향이 날 정도로, 몸 냄새도 사라지고 맑아진다. 아침에 결정된 입맛은 점심과 저녁식사도 순수한 음식을 먹고 싶은 욕구를 불러일으킨다. 입맛이 바뀌면 다이어트는 이미 성공한 셈이다.

아침 과일 식사는 혈액을 맑게 하고 면역력을 높이는 효과를 준다. 아침 과일을 꾸준히 먹은 어린이들은 감기에 잘 걸리지 않고 염증이 없다. 과일영양소가 백혈구의 기능을 높여주기 때문이다. 백혈구는 효소를 사용해 몸에 들어온 이물질을 직접 포식하기도 하고 사이토카인을 분비해 면역 세포들을 일하게 한다. 백혈구에서 8종 이상의 아밀라아제와 단백질과 지방 분해 효소도 발견된 것으로 보아 인체의 효소 작용에 크게 관여하는 것을 알 수 있다. 피부염이나 담낭염 등 염증 상태인 환자들의 혈액에서는 아밀라아제의 농도가 일반인보다 낮은 것이 관찰되었다. 따라서 효소가 부족하면 백혈구의 기능이 약해지고 염증과 만성질환에 시달리게 된다.

아침 식사로 먹는 과일로는 성장기 어린이에게 영양결핍이 되지 않을까 걱정하는 엄마들이 많다. 오히려 아침 과일 식사를 한 어린이는 선천적으로 약하던 장기가 좋아지기도 하고 키도 쑥쑥 잘 자란다. 엄마들은 아이들이 영양이 부족할까봐 달걀이나 토스트 한 조각이라도 더 채워주려고 한다. 아이들에게 부족하기 쉬운 영양소는 밥과 빵과 고기가 아니라 효소와 식물영양소, 비타민과 미네랄, 식이섬유이다. 모유 속 단백질이 총 에너지원의 7%라는 사실을 기억하자. 갓난아이보다 단백질을 더 챙겨 먹어야 하는 어린이는 없다.

이렇게 아침 과일의 매력은 넘쳐나는데 잘못된 건강 정보로 과일은 많은 오해를 받고 있다. 공복에 바나나나 토마토, 고구마 등을 먹지 말라고 한다. 공복에 그러면 뭘 먹어야 할까? 공복에 가공육인 햄이나 라면을 먹지 말라는 말은 없는데 유독 과일 먹지 말라는 말은 정말 잘 지킨다. 잘 생각해보자. 공복에 라면을 먹는 것이 해로울까 바나나를 먹는 것이 더 해로울까?

바나나를 주식으로 하는 원숭이나 고릴라나 침팬지 같은 유인원의 소화기는 사람의 소화기와 매우 유사하다. 그들은 과일을 주식으로 삼으며 에너지를 얻고 근육을 만든다. 비만이나 당뇨병도 없다. 아마 과일을 먹고 위산이 많이 나와서 속이 쓰렸던 몇 사람의 경험담이 진리처럼 전해진 것 같다.

산도가 높은 과일을 먹으면 위산이 심하게 나오는 사람이라면 산도가 낮은 과일로 시작하면 된다. 저녁에 사과를 먹지 말라는 말도 위산 분비와 관련한 것이니 속쓰림이 없는 사람은 저녁에 사과를 먹어도 무방하다. 바나나는 칼륨이 많아서 공복에는 조심하라고 하는데, 특정 질병이 있는 경우를 제외하고는 음식으로 전해질 대사가 그렇게 쉽게 불균형이 오기는 어렵다. 나는 언제든지 공복에 내가 좋아하는 과일을 먹고 있다.

아침 과일은 빵이나 시리얼보다 영양이 100배 더 많은 충분한 한 끼 식사이다. 효소가 풍부한 순수한 과일은 위장과 간의 건강상태를 좋게 만들어주고 다이어트뿐만 아니라 노화 예방에 좋다. 신진대사가 원활해짐으로 2~5kg까지 체지방은 감량되고 근육량과 체수분은 증가한다.

체수분과 근육이 빠지는 무리한 다이어트를 하는 대신 아침 과일을 먹자. 과일과 같은 효소가 풍부한 식사로 다져진 몸은 살찌지 않는 건강한 체질이 된다. 가공식과 가열식으로 지친 몸에 살아 있는 효소가 풍부한 과일 식사를 하루 한 끼 정도만 먹어도 몸은 건강해진다. 도시에 살면서 가장 간편한 최고의 자연식은 아침 과일이다.

---

① 기억하자

❶ 아침 과일은 뇌에 필요한 포도당을 무리 없이 공급해준다.

❷ 아침 과일을 먹으면 순수한 입맛으로 바뀌어 오후 식사도 건강식을 하게 만든다.

❸ 해독을 시켜줌으로 혈액이 맑아지고 면역력이 올라간다.

아침 사과로 시작하는
건강한 하루

배고프고 맛없는 다이어트 식단은 오래 지속할 수 없다. 아침에 먹는 사과는 배부르고 맛있는 다이어트를 시작할 수 있게 해준다. 사과는 의사도 필요 없다고 할 만큼 건강에 좋다는 사실은 누구나 알고 있다. 하지만 얼마나 어떻게 좋은지 몰라서 꾸준히 실천하는 사람은 많지 않다. 사과의 효능을 본 사람들은 이 습관을 몇 년째 유지하고 있다. 러닝머신에서 1시간씩 달리는 것보다 아침 사과 하나 먹는 것이 더 쉽다. 아침 사과는 더 빠르고 안정적으로 다이어트를 성공으로 이끌어준다.

사과는 수분 86%, 당분, 유기산, 식이섬유 펙틴과 아미노산 향기 성분으로 구성되어 있다. 사과는 반드시 껍질째 먹으라고 하는데 껍질 속에 퀘르세틴과 플라보노이드 같은 항산화 성분이 풍부하기 때문이다. 퀘르세틴은 양파에도 들어 있는 항산화 물질로 심장질환이나 알레르기가 있는 사람들에게 추천하는 귀중한 영양 성분이다. 꾸준히 먹으면 감기도 예방되고 면역력이 향상된다.

미국 코넬대학교 연구 결과, 사과 1개에 들어 있는 항산화 능력은 비타민C 1500mg의 항산화 효과와 맞먹는다고 밝혀졌다. 미국 국립암연구소는 사과의 플라보노이드 함량이 다른 과일에 비해 풍부하다고 평가했다. 2013년에는 사과의 껍질 성분에서 장수 유전자 피세틴(fisetin)이 발견되었는데 다른 장수 유전자들과 결합하여 노화를 방지하고 동맥경화와 당뇨, 고혈압에도 좋은 효과가 있는 것으로 밝혀졌다. 암세포의 증식을 멈추게도 하는 값싼 항암제가 된다. 피세틴은 감과 딸기에도 풍부하다. 사과의 풍부한 항산화력은 간암과 전립선암, 당뇨병에도 도움이 된다.

아침 사과는 확실한 쾌변을 보장한다. 30년 만성 변비 환자부터 일주일간 변비인 사람도 아침 사과와 과일 식사로 이틀 만에 쾌변을 보았다. 수억 마리 균 수를 자랑하는 비싼 수입 유산균 제품이나 고통스럽고 복잡한 변비 프로그램도 필요 없다. 사과의 식이섬유 펙틴은 수용성 식이섬유로 장내에서 수분을 흡수하여 부풀어져 변을 부드럽게 해주며 배변을 일으킨다. 아침 사과는 다른 과일을 먹었을 때와 확연히 다른 장 건강 상태를 느끼게 해준다. 참외나 바나나, 토마토 등 다른 과일보다 아침 쾌변의 성공률이 높다.

펙틴은 변비 해결 외에도 재주가 많다. 장내 유해균이 증식하지 못하도록 돕는 역할을 해 설사도 멎게 한다. 약이 별로 없던 시절 아기가 설사할 때 사과를 갈아 먹여 설사를 멎게 했다는 이야기가 전해진다. 또, 사과는 장과 간에서 지방산 합성을 억제해 콜레스테롤이 혈관에 막히지 않도록 돕는다. 부득이하게 지방이 많은 고기를 먹거나 튀김을 먹게 된다면 식전에 사과 하나 먹어두자. 사과는 이모저모로 장내 건강에 최고의 영양제다.

사과는 당뇨병의 원인이 아니다. 사과는 100g당 11.1g의 당분을 함유하고 있고 혈당지수는 38(55 이하 안전, 현미 55), 당부하지수는 6(20 이하 안전, 현미 18)으로 당뇨환자가 먹어도 밥보다 안전하다. 중간 사이즈 사과 250g을 먹는 것은 약 30g의 당분을 섭취하는 것으로 같은 양의 탄산음료와 같은 당분이다.

사과를 너무 좋아하는데 병원에서 금지해서 먹지 못했던 젊은 당뇨인이 아침 사과를 마음껏 먹고 오히려 혈당 수치가 내려가는 극적인 사례도 있다. 식전 사과는 혈당 조절에 도움이 되는 영양소를 같이 흡수할 수 있다. 사과에는 효소와 칼륨과 칼슘, 인과 같은 미네랄이 가득해 당뇨병에 도움이 되지만 식후 사과는 소화를 방해하므로 먹지 않도록 한다. 사과의 섬유질을 제거한 주스는 혈당을 빨리 올릴 수 있어서 좋지 않다.

사과는 맛과 향을 느끼며 씹어 먹는 것이 가장 좋다. 착즙하여 섬유질을 제거하면 그 속에 있는 항산화 물질인 플라보노이드가 80% 이상 사라진다. 껍질과 섬유질을 제거한 사과즙은 항염, 항암 영양제를 버리고 먹는 것과 같다. 사과의 맛은 단맛과 신맛과 함께 다양한 향기 성분이 맛을 결정한다. 사과의 향인 에틸렌 덕분에 후숙이 덜된 아보카도나 망고를 같이 두면 잘 익는다. 사과의 종류마다 맛과 향이 다르므로 사과도 마인드풀 이팅하면 깊은 맛을 느끼게 된다.

사과를 먹으면 속이 너무 쓰리다거나 가스가 차서 불편함이 오면 먹지 않는 것이 좋다. 위산 분비가 지나치게 많고 위장 벽이 얇으면 사과의 산이 위벽을 자극할 수 있다. 사과는 고포드맵 식품으로 장이 예민한 사람의 경우 가스가 찰 수 있다. (포드맵 식품은 4장에서 소개한다.) 이럴 경우에는 산이 없고 저포드맵 식품인 바나나를 먹는 것이 좋다. 바나나는 수분이 없어서 물과 함께 먹거나 4장에서 소개하는 과일 스무디를 활용해도 좋다. 사람에 따라 다르지만 일주일이나 그 이상 바나나를 먹다보면 장내 환경이 개선되어 사과를 먹어도 가스가 차지 않는 건강한 장이 된다. 내 몸의 신호에 귀를 기울여보는 것이 좋다.

과일은 최상의 요리이며 최고의 과학이다. 요리의 과학자라고 불리는 해럴드 맥기는 〈타임〉지가 선정한 2008년 세계에서 가장 영향력 있는 인물 100인 중의 한 사람이다. 세계적인 요리사들의 스승 역할 할 정도로 존경받는 그는 이렇게 말한다. "조리한 음식들에는 모두 과일의 특성을 따라 하려는 열망이 담겨 있다."

◆ 사과(부사) 100g에 들어 있는 영양소 함량

성분	함량
칼로리	56kcal
수분	85.2g
탄수화물	13.5g
단백질	0.2g
지방	0.7g
당분	11.1g
식이섬유	2.7g
칼륨	107mg
인	11mg
칼슘	4mg
마그네슘	3mg
비타민C	3mg

식품의약품안전처, 2019

다이어트로 몸과 마음까지 지쳤다면 최고의 음식 사과 한 알 먹는 것부터 시작하면 된다. 맛과 영양과 배부름을 동시에 느끼며 체지방이 줄어드는 행복을 느낄 수 있을 것이다.

ⓘ 기억하자

❶ 아침 사과는 변비와 설사 두 가지에 다 좋다.

❷ 사과의 플라보노이드는 비타민C 1500mg의 항산화 효과로 면역력을 높여주고 노화와 암예방을 돕는다.

❸ 사과의 펙틴은 장 건강과 간의 지방산 합성을 막아 지방대사에 도움을 준다.

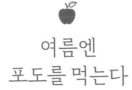

여름엔
포도를 먹는다

포도는 여름 제철 과일로 꼭 먹어야 할 과일이다. 포도는 수만 년 전 인류의 역사와 함께했다. 약 3000종의 품종이 있으며 샤인 머스캣 같은 새로운 품종이 가끔 등장해 인기를 끌기도 한다. 포도는 자연이 준 최고의 선물이라 할 수 있다. 달콤한 맛과 신맛이 어우러져 있는 포도는 맛도 있지만 하는 일은 더 값지다. 《신농본초경》이라는 책에서 포도는 기력이 떨어진 사람이 먹었을 경우 빠르게 보충해주는 영양제로, 장기간 먹으면 몸이 가벼워지고 수명이 길어진다고 기록되어 있다. 장수식품이라고 할 수 있는 이유는 해독에 아주 뛰어나고 지방 분해에 탁월한 효능이 있기 때문이다.

포도는 항산화영양소가 풍부하고 비타민C와 비타민B1, 비타민B2, 칼륨과 칼슘, 철분과 인이 많다. 달콤한 포도라도 당지수는 46, 당부하지수는 8로 현미보다 낮다. 포도 250g에 들어 있는 당분은 35g 정도로 사과와 비슷하다. 8주 동안 하루 500g의 보라색 포도를 먹은 그룹과 청포도를 먹은 그룹, 포도를 먹지 않은 그룹 중 포도를 먹은 그룹의 콜레스테롤 수치가 감소했다. 달콤한 포도 덕에 하루 75g의 당분을 먹었지만 혈당 수치는 증가하지 않았다. 청포도보다 보라색 포도가 더 효과가 좋았는데 보라색 포도에는 폴리페놀이 청포도에 비해 6배 많다.

포도에 풍부한 항산화 성분은 프렌치 패러독스의 비밀, 레스베라트롤이다. 레드와인에 가득한 레스베라트롤은 고지방 식사를 하는 프랑스인들의 건강을 똑똑하게 지켜주고 있다. 혈관과 심장을 건강하게 만들고 지방이 산화되지 않게 해준다. 심혈관질환뿐만 아니라 고혈압, 당뇨, 비만과 암 예방에도 일조하는 귀한 영양 성분이다. 꾸준히 먹으면 젊고 어린 혈관과 심장으로 만들어준다.

포도는 보라색이 강한 껍질과 속살과 씨 추출물까지도 버릴 것이 없다. 포도씨 추출물이 지질대사를 개선해 지방이 쌓이지 않도록 돕고 인슐린 저항성과 장내 유익균을 증가시키며 비만에 도움이 되는 것으로 동물 실험에서 나타났다. 이 추출물은 미세혈관을 튼튼하게 함으로써 당뇨망막변성증에도 효과가 있다고 알려졌다. 포도의 항산화 효과는 비타민C보다 50배 강하고 비타민E의 1000배에 달한다고 알려져 있다.

포도의 영양 성분은 뛰어난 해독력을 제공한다. 동물 실험을 통해 포도의 성분이 지방과 간 조직에 긍정적인 영향을 끼치는 것으로 나타났다. 인위적으로 비알콜성 지방간을 유도한 알비노 토끼에서 포도의 항산화 성분이 지방간을 예방하는 것으로 관찰되었다. 고지방과 과당으로 식이를 한 쥐에게 포도즙을 제거한 찌꺼기를 먹이자 지방이 줄고 간 손상도 회복되있다. 넘승과 인슐린 민감도도 살아나는 신호가 나타났다. 논문에서는 과일 전체보다 껍질이나 찌꺼기, 추출물을 이용한 실험이 많다. 과일 전체의 수분과 모든 영양소를 통째 먹는 것이 일부분을 추출해서 먹는 것보다 언제나 효과가 있다. 인슐린의 문제가 있는 사람들도 안심하고 포도를 먹어도 된다.

포도를 양껏 배부르게 2~3일 먹어보면 해독이 되는 것을 충분히 느낄 수 있다. 한여름 입맛이 없고 장시간 업무에 집중하려고 먹었던 포도가 해독 효과가 있다는 것을 몸으로 느꼈다. 뱃살과 허릿살이 운동도 없이 빠지고 몸은 에너지가 넘쳤다. 위가 열심히 소화시킬 필요 없이 바로 에너지 공급이 된다.

몸속 효소는 구석구석 불필요한 것들을 청소하고 지방대사와 노폐물 배출을 촉진시킨다. 한여름엔 김밥이나 빵보다 포도 식사를 해보자. 피부는 더 맑아지고 몸이 가뿐해지며 체력이 더 좋아진다. 포도는 500g을 먹어도 250kcal, 당분은 45g 정도로 탄산음료보다 낮다. 포도 식사는 업무나 공부량이 많아 장시간 집중력을 필요로 하는 상황에도 적합하다.

◆ 포도(캠벨) 100g에 들어 있는 영양소 함량

성분	함량
칼로리	51kcal
수분	83g
탄수화물	13.5g
단백질	0.71g
지방	0.05
당분	9.1g
식이섬유	1.1g
칼륨	235mg
인	18mg
칼슘	5mg
요오드	3.9ug
비타민E	0.9mg
베타카로틴	72ug
비타민 K	39.2ug

식품의약품안전처, 2019

쾌락주의의 황태자였던 그리스의 철학자 에피쿠로스도 음식은 양이 아니라 질적으로 뛰어난 좋은 음식을 먹는 것이 중요하다고 했다. 여름에 하루나 이틀 정도 포도로 식사를 해보자. 포도의 에너지가 가득 전해지며 맛있고 배부른 다이어트가 된다.

---

① 기억하자

❶ 포도는 칼로리와 당분이 낮아 안전한 과일이다.

❷ 포도의 레스베라트롤은 지방대사와 인슐린 저항성에 도움이 된다.

❸ 여름철 원데이 포도 식사는 지방 분해를 더 빠르게 하고 활력을 준다.

아침 과일 습관

토마토로
건강을 되찾는다

유럽에서는 "토마토가 있는 집에는 위장병이 없다", "토마토가 빨갛게 익으면 의사들 얼굴이 파랗게 질린다"는 속담이 있다. 불과 약 200년 전만 해도 독이 있는 식물에서 슈퍼푸드로 급부상한 토마토의 인기는 모두가 잘 알고 있다. 세계암연구재단의 연구 결과, 토마토는 강한 항산화 작용으로 암이나 고혈압, 비만 등의 생활습관병을 예방하는 것으로 밝혀졌다. 당당하게《뉴욕타임스》의 세계 10대 건강식품 중의 하나로 생명을 살리는 열매가 되었다.

토마토가 암 예방에 탁월한 효과가 있는 이유는 리코펜(lycopene)이라는 식물영양소 덕분이다. 리코펜은 카로티노이드 계통의 식물영양소로 수박이나 자몽 같은 빨간색 과일이나 채소에 들어 있다. 리코펜은 위와 간을 건강하게 하고 혈관과 심장 건강, 노화와 암 예방까지 좋다고 알려졌다. 남성들에게는 전립선 건강에 도움을 주고 여성들의 유방암과 대장암 같은 소화기암에도 도움을 준다. 토마토를 일주일에 10번 이상 먹는 남성들은 전립선암 위험률이 35%나 낮아진다고 하니 매일 매일 즐겨 먹을 수 있는 레시피를 연구해보면 좋다.

리코펜이 가진 매력은 이뿐만이 아니다. 리코펜은 뼈를 튼튼하게 해준다. 뼈 세포가 만들어지는 과정은 부갑상선호르몬과 다양한 세포가 분비하는 사이토카인 등 우리 몸에서 일어나는 복잡한 호르몬과 세포대사의 균형을 통해 이루어진다. 뼈를 강화시키려고 우유나 칼슘제에 의지했다면 아마도 큰 효과를 못 봤을 것이다. 오래된 뼈 세포가 사라지고 새로운 뼈 세포가 만들어지는 과정은 단순히 혈중 칼슘 농도를 올린다고 되는 것이 아니기 때문이다.

균형이 깨어진 몸에 몇 가지 영양소를 챙겨 먹었다고 좋은 효과를 보기는 어렵다. 오히려 우유를 많이 먹는 낙농국가의 여성들과 아이들이 골감소증이 더 많은 것으로 알려졌다. 건강을 생각한다면 우유는 백해무익하다. 나는 과일을 충분히 먹은 뒤로 우유나 칼슘제를 먹지 않고도 잘 갈라지던 손톱이 아주 단단하게 자라난다. 뼈 세포가 튼튼해진 것을 눈으로 보긴 어렵지만 손톱을 통해 신진대사가 원활해지는 것을 확인할 수 있다.

리코펜은 산화된 세포막의 지질을 복구하여 세포의 신호 전달을 원활하게 해준다. 튀김이나 과자, 도너츠 등을 하루에 하나 이상 먹었다면 세포막의 지질이 산화되기 쉽다. 트랜스지방이 세포막을 산화시켜 세포의 신호 전달과 영양소 이동을 가로막는다. 혈관이 딱딱해지고 좁아지는 이유도 산화된 지질이 몸속 여기저기에 끼어 있기 때문이다. 리코펜을 비롯한 다양한 식물영양소는 활성 산소를 중화시켜 지질의 산화를 막는다.

토마토는 지방의 대사에 필수 영양소인 비타민B군을 다른 과일이나 채소보다 풍부하게 가지고 있다. 스트레스를 받으면 몸은 충격을 받고 스트레스에 대항하는 호르몬을 만들려고 한다. 비타민C는 스트레스를 완화시키는 호르몬의 원료가 된다. 스트레스가 심하다면 평소보다 과일과 야채를 많이 먹는 것이 좋다. 모든 사람에게 비타민C의 일일 권장량은 동일하지 않고 차이가 많이 날 수 있는 이유는 스트레스를 받는 개인차가 매우 크기 때문이다.

토마토는 품종 개량을 다양하게 한 결과 짭짤한 토마토, 방울토마토, 대추토마토 등 종류별로 아주 다양하다. 단맛이 강한 토마토는 과일처럼 반드시 식전에만 먹고 단맛이 약하다면 야채처럼 생각해서 식후에 먹어도 무방하다. 방울토마토에는 일반 토마토보다 카로틴의 함량이 18배나 높다고 하니 간식으로 자주 먹으면 좋다. 토마토는 칼륨이 풍부해 붓기를 빼주고 전해질 밸런스를 잘 맞춰준다.

토마토의 이색적인 매력은 다이어트의 본능인 입맛을 만족시켜줄 수 있다는 점이다. 토마토 속 글루탐산은 우리에게 추억으로 자리 잡고 있는 감칠맛의 원료가 된다. 신맛과 어우러지는 감칠맛은 토마토소스나 케첩 등 다양한 음식에 곁들여진다. 토마토를 좋은 기름에 살짝 볶아 먹거나 으깨어 소스로 만들어 먹으면 지용성 영양소인 리코펜도 잘 흡수되며 훌륭한 감칠맛을 느낄 수 있다.

◆ 토마토 100g에 들어 있는 영양소 함량

성분	함량
칼로리	25kcal
수분	92.3g
탄수화물	6g
단백질	1g (글루탐산 439mg)
지방	0.1g
당분	3.8g
식이섬유	2.1g
칼륨	210mg
마그네슘	12mg
칼슘	10mg
비타민C	11mg
철	0.3mg
베타카로틴	714ug
엽산	22ug

식품의약품안전처, 2019

효소와 비타민, 미네랄의 공급이 없는 다이어트는 몸이 상한다. 체중만 줄이려는 잘못된 다이어트는 수분과 근육이 손실되고 뼈가 약해지기도 한다. 과일과 채소의 영양소를 통째로 먹으면 오히려 몸은 건강해지며 불필요한 체지방이 쑥쑥 빠진다.

리코펜이 많은 빨강색 과일과 채소: 사과, 토마토, 수박, 딸기, 레드자몽, 아세로라 체리, 라즈베리, 석류, 구아바, 적무

❶ 토마토는 세포막의 산화를 막아 지방대사에 효과적이다.

❷ 토마토는 뼈 건강과 전해질 균형을 이루고 칼륨이 풍부해 붓기를 빼준다.

❸ 토마토는 심혈관질환과 각종 암 예방에 큰 도움을 준다.

아침 과일과
한식 다이어트

아침 과일과 한식 다이어트로 한 달에 허리둘레 2~4인치 정도를 줄일 수 있다. 저탄수화물 다이어트를 주장하는 사람들은 모든 탄수화물을 비만의 주범으로 여겨 밥까지 위험하게 바라본다. 그러나 미국 듀크대학교 의대 라이스클리닉에서 다이어트 프로그램을 70년간 운영하고 있다. 쌀과 과일과 채소를 활용한 프로그램이다.

지나친 육류 섭취로 심혈관질환과 암 환자가 많은 미국에서는 이미 1976년 맥거번 리포트를 통해 식물성 식단이 건강에 좋다는 결론을 내렸다. 이후 미국에서는 무가공 식물성 음식으로 건강을 관리하는 건강한 채식주의자가 늘어가고 있다. 육상선수

칼 루이스나 세계 레슬링 챔피언 크리스 캠벨과 같은 운동선수들도 저지방, 식물성 식이요법으로 운동 능력을 높이고 있다.

비만의 주범은 모든 탄수화물이 아니다. 정제된 탄수화물과 당분이 문제이다. 가공된 음식, 복잡한 가열식 대신 자연이 제공해주는 복합 탄수화물은 안전하다. 자연 탄수화물인 과일과 생야채는 효소까지 제공해주며 혈당을 서서히 올려 지방으로 쌓이지 않는다.

현미에 대해서는 논란이 많은데 이유는 식물성 항영양소라고 하는 현미의 피트산(phytic acid) 때문이다. 피트산은 씨앗 상태의 곡물이 자기를 보존하려는 성분으로 항영양소라고 한다. 현미의 피트산이 칼슘이나 철 같은 미네랄과 결합하여 미네랄 결핍이 일어날 수 있다는 우려이다. 그러나 피트산은 압력밥솥 정도의 열에 의해 분해되며 발아시킬 경우 분해 효소가 형성되어 활성이 사라진다. 불안하다면 9분도나 7분 도미 현미를 백미와 반반 섞고 흑미나 수수, 조 등의 잡곡과 섞어서 먹어도 좋다.

보통 채식주의자와 비건은 과일보다 채소를 더 많이 섭취한다. 채식주의를 비판하는 사람들은 현미와 야채만 먹다가 아연이나 미네랄이 결핍되고 피부질환이 생기는 것이 문제라고 이야기한다. 채소도 좋지만 공복에 과일을 충분히 먹는다면 미네랄 결핍은 일어나지 않는다. 나는 성분을 분석하고 따지기보다 과일이나 야채를 자연 그대로 먹는 식생활이 중요하다고 여긴다. 동물성을 피한 콩고기나 채식용 양념으로 만든 요리라 할지라도 가열식과 가공식의 비중이 높은 것은 건강하지 못하다. 물론 동물과 자연에 대한 사랑으로 공장식 축산에서 오는 많은 문제점을 해결하려는 부분은 충분히 공감하고 존경한다. 건강한 채식주의자와 비건이 되기 위해서는 성분 분석보다 효소가 풍부한 살아 있는 자연 그대로를 먹는 것이 좋다.

아침 과일과 한식 다이어트는 밥을 좋아하는 사람들에게 적합하다. 아침 식사로 과일 500g을 먹고 점심과 저녁은 싱싱한 야채, 간소한 나물과 해조류, 발효 음식으로 간단하게 먹는 방법이다. 사찰 음식 정도의 제철 나물과 양념이 과하지 않은 단순한 한식이 좋다. 본래 양념은 약념(藥念)으로, 약으로 생각하고 먹는다는 개념에서 왔다고 한다. 양념은 본래의 재료의 맛을 살려주는 보조 역할이면 충분하다.

사찰 음식의 양념은 소금과 후추, 생강이 주를 이루고 천연 발효식초, 간장, 된장, 고추장의 발효 양념과 다시마가루, 들깨가루, 볶은 참깨, 표고버섯가루 등 천연 재료를 사용한다. 너무 달고 짜고 진한 조미료에 범벅된 음식을 먹으면 생각보다 짜게 먹고 조미료 때문에 과식하기가 쉬워진다. 내가 좋아하는 한식은 싱싱한 쌈채소와 생김, 생선구이로 이루어진 단순한 밥상이다.

식단을 구성할 때는 우리가 가진 맛에 대한 본능을 만족시켜야 행복하게 오래 지속할 수 있다. 단맛, 신맛, 짠맛, 쓴맛, 감칠맛과 때로 매운맛도 맛보는 식단을 구성한다. 오늘 그 맛이 당기는 이유는 내 몸이 그 음식의 영양소를 원하기 때문이기도 하다.

　단맛은 인체의 기본 에너지원이 되기 때문에 필요하다. 단맛 과일을 충분히 먹으면 당분이 가득한 디저트나 음료가 생각나지 않는다. 신맛은 비장과 위장과 간의 기능을 강하게 해주는 맛이다. 피곤할 때는 단맛과 신맛이 어우러진 음식으로 회복할 수 있다. 사과나 포도, 귤은 신맛과 단맛을 가진 음식이다.

　단맛이 채워지면 짠맛에 대한 욕구가 생긴다. 짠맛은 혈액의 전해질밸런스를 맞춰주고 신장 기능을 튼튼하게 해준다. 해조류와 생선류는 짠맛과 함께 감칠맛도 느끼게 해준다.

　쓴맛은 위를 튼튼하게 해주는 것으로 달래나 치커리, 도라지 등이 있다. 매운맛은 통증으로 보는 견해가 더 많은데 스트레스를 받거나 우울할 때 생각나는 맛이다. 땀과 열을 내주고 기분을 풀어주기도 한다. 고추, 파, 마늘, 생강, 부추가 매운맛을 내주는 재료이다.

　한식 다이어트가 더 빠른 효과를 보기 위해서는 점심과 저녁 식사 전에 과일 하나를 더 먹는 것이다. 사과나 참외, 바나나 등 구하기 쉬운 과일로 100~150g(작은 사과 크기) 정도 먹는다. 과일의 식이섬유가 포만감을 주고 과식하지 않도록 도와준다. 입

안에 남은 과일의 청량감이 재료가 싱싱한 반찬에 대한 기호를 늘려준다. 과일의 효소가 들어가면 소화 효소의 낭비를 막아 신진대사는 더욱 원활해진다. 과일의 소화 속도는 30분이므로 식사 30분 전에 먹는 것이 제일 좋으며 최소한 10분 전에라도 먹으면 음식물과 섞이는 것을 막을 수 있다.

한식에 들어가는 재료들은 제철에 만나는 싱싱한 야채와 나물이 좋다. 아침 과일을 먹으면 자연스레 쌈채소나 배춧잎과 오이, 오이고추 같은 싱싱한 야채들이 생각난다. 바다에서 나는 해조류나 김을 곁들이는 것도 좋다. 건강한 지방을 섭취하는 것도 필요하다. 호박이나 양파, 새송이버섯을 가볍게 소금과 후추로 간하여 코코넛오일이나 올리브오일, 기버터로 볶아 먹을 수 있다. 건강한 지방은 고등어나 연어와 같은 생선을 통해서도 섭취할 수 있다.

한식 다이어트에서 효과가 좋은 식단은 잡곡밥과 쌈채소와 나물 반찬, 해조류와 생선구이다. 구운 마, 연근, 콩나물, 톳, 미역, 새송이버섯, 양송이버섯으로 간단한 양념을 해서 먹는다. 다이어트 중 국물요리는 짠맛으로 식욕이 증가할 수 있어서 안 먹는 것이 좋으나 싱겁게 먹을 수 있다면 국물을 먼저 먹고 밥은 꼭꼭 씹어 먹도록 한다.

다이어트는 건강한 음식으로 건강한 몸을 만드는 과정이다.

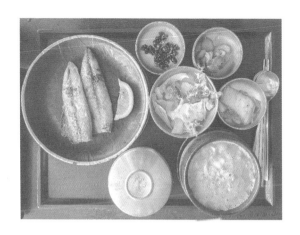

내 몸이 원하는 맛과 음식으로 행복한 식단을 찾아가는 과정이 필요하다. 내 몸에 대한 관찰과 음식에 대한 태도가 바뀌지 않으면 이후 예전의 습관으로 또 돌아가 살찌게 된다. 직장인은 신선한 입맛을 개선하는 일주일의 시간이라도 건강 도시락을 준비해보면 다이어트를 즐겁게 할 수 있다. 도시락이 어렵다면 식전 과일이라도 꼭 챙겨보자. 집에서 식사가 가능할 때는 직접 재료를 선택하며 스스로 밥상을 차려보면 좋다.

　휴일이나 주말을 건강한 한식 요리를 하나씩 만들어보면 좋은 취미가 될 수 있다. 내 몸을 위해 장을 보고 밥상을 차려보는 것은 결코 시간 낭비가 아니다. 음식에 대한 소중함을 느끼며 나의 삶의 일부가 된다. 사찰 음식에 대한 공부도 좋고 건강한 요리 프로그램을 참고해보는 것도 좋다. 넷플릭스 오리지널에서도 소개된 적이 있는《소금지방산열》책에서는 소금과 지방과 산과 열을 알면 누구나 요리를 맛있게 잘할 수 있다고 한다. 아침 과일과 식전 과일, 순수한 자연 한식 밥상은 날씬하고 건강한 삶으로 만들어준다.

ⓘ 기억하자

❶ 아침 과일 한식 다이어트는 한 달에 허리둘레 2~4인치를 줄여준다.

❷ 아침 과일 500g과 점심과 저녁 식전 과일 2개로 효소를 공급해주면 감량이 빨라진다.

❸ 다섯 가지 맛의 욕구가 다 충족되는 한식으로 행복한 밥상을 차려보자.

아침 과일과
간헐적 단식

2007년 하버드대학교가 '덜 먹으면 오래 사는 분자 메커니즘'을 발표했다. 분자생물학 박사 데이비드 싱클레어(David Sinclair) 박사는 장수 유전자 시르투인(sirtuin) 효소가 공복 상태에서 증가해 에너지를 만드는 미토콘드리아의 활성을 증가시킨다고 밝혔다. 이 효소는 노화를 막는 장수 물질로 활발히 연구되고 있다.

이 연구는 무엇을 더 먹고 더 채울까 고민하는 우리에게 덜 먹는 것의 가치를 알려준다. 배고프면 먹고 배부르면 먹지 않는 동물의 본능이 먹거리가 넘쳐나는 시대를 살고 있는 우리에게 필요하다. 단식이 건강에 유익한지, 해로운지 끊임없는 논란이 있음에도 다양한 방식의 단식이 나타나고 있다.

몇 해 전 방송을 통해 간헐적 단식이 많은 사람에게 알려졌다. 간헐적 단식은 보통 두 종류가 있다. 16:8 방식과 5:2 방식이 있다. 16:8 방식은 하루 중 16시간은 쉬고 8시간 동안 먹고싶은 음식을 마음껏 먹는 방법이다. 8시간 동안 일정 시간만 먹기도 하고 계속 먹는 방법도 있겠으나 건강하려면 일정 시간 동안 자연식 위주로 먹는 것이 더 좋을 수밖에 없다. 아무 음식이나 계속 먹으면 그만큼 해독량이 늘어난다.

5:2 방식은 일주일 중 5일은 예전과 같이 먹고 2일은 섭취 칼로리를 줄이는 방법이다. 남자는 600kcal, 여자는 500kcal 정도 먹는다. 일주일 중 3일 간격으로 하루씩 하기도 하고 주말 동안 이틀 몰아서 하기도 한다. 어떤 방식이든지 늘 소화하느라지친 장기에게 휴식을 불어넣어줌으로써 건강과 체중 감량의효과가 있다. 그러나 긴 공복시간을 견디기 힘들다는 점에서 많은 사람이 쉽게 시도하지 못한다.

최근에는 음식을 먹으면서 단식 효과를 내는 단식모방식단(FMD: Fasting Mimicking Diet)이 연구되고 있다. 미국 서던캘리포니아대학교(USC)의 생화학자로 장수연구소를 운영 중인발터 롱고(Valter Longo) 박사가 창시했다. 단기간 5일만 하는단식으로 하루 800~1100kcal를 섭취한다. 식단은 야채와 견과류와 건강한 지방, 통곡물 위주의 좋은 탄수화물 위주로 먹고 단백질과 가공당분을 제한한다.

5일 단식으로도 세포 재생과 자가 포식 작용이 일어나고 지방산이 소모되어 복부비만율이 줄어든다. 인슐린 저항성도 해결된다. 5일 프로그램은 야채와 견과류 등 자연 그대로를 살리는 식단으로 몸에 좋을 수밖에 없다. 야채의 식이섬유와 지방 덕분에 포만감이 크다. 이 방식은 칼로리가 부족할 수 있으니 한 달에 5일 이상 하지 않고 1년에 3~5번 정도 하기를 추천한다. 단섬으로는 먹어야 하는 야채나 음식을 그램 수까지 꼼꼼하게 측정해야 하는 불편함이 있다.

단식의 장점은 몸이 새롭게 재구성된다는 것이다. 단식 기간 중 몸에서는 세포 재생 작용과 자가 포식 작용이 일어난다. 불필요한 세포와 지방질 등이 소모되어 다이어트 효과가 나타난다. 낡은 세포는 사라지고 새로운 건강한 세포로 재생된다. 과식과 폭식으로 지친 위장이 회복되어 새로운 장기로 태어날 수 있다. 다양한 음식을 해독하느라 지쳤던 간 기능도 단식 기간에 회복될 수 있다. 혈액이 맑아져 피부가 깨끗해지고 몸에 힘이 넘치는 경험을 한다.

단식하는 중에는 몸에 이상 변화가 오기도 한다. 입 냄새나 설태, 속쓰림이 더 심해질 수 있다. 간이 약했다면 만성 피로와 불면증, 복부팽만감이나 눈이 침침해지고 손발이 저린 증상들이 일시적으로 나타나기도 한다. 시간이 지나면서 이상 증세가 사라지고 건강한 몸으로 바뀐다.

단식의 원리는 동물에게서 발견한 공복과 만복의 원리이다. 그들은 배부르면 먹지 않고 배고플 때만 먹는다. 그들은 아프면 먹지 않고 몸을 치료한다. 쉬면서 소화와 대사에 사용하는 에너지를 치료하는 데 온전히 집중하며 몸을 회복시킨다. 그러나 사람은 식사 시간만 되면 배가 고프지 않아도 먹는다. 아프면 죽을 먹거나 링거를 맞아서라도 늘 영양 과잉 상태로 만든다. 몸은 늘 소화하고 해독하느라 바쁘다. 우리 몸은 채울 때가 있으면 확실히 비워줘야 할 때도 있다. 영양과 해독의 원리를 잘 활용하면 몸은 건강하고 살찌지 않는다.

단식은 칼과 같이 잘하면 몸에 이롭지만 잘못하면 오히려 몸이 상할 수 있다. 단식 기간은 잘 지킬 수 있어도 단식 이후 보식에 실패하면 안 하느니만 못하다. 보식의 위험성 때문에 완전 단식보다는 먹으면서 단식의 효과를 낼 수 있는 식사법을 선택하는 것이 더 안전하다.

몸의 세 가지 리듬에서는 저녁 8시부터 다음날 12시까지는 소화 효소를 사용하지 않는 수분 위주의 식사를 하여 16시간의 시간 동안 소화기가 휴식을 한다. 즉 아침 과일 식사를 하면 단식의 효과를 내면서 실제로는 과일을 먹기에 전혀 힘들지 않다.

공장에서 만든 혼탁한 음식으로 채웠던 내 몸에 과일의 순수함을 넣어주기만 해도 변화는 시작된다. 잘하면 좋지만 잘못하면 부작용이 따를 수 있는 단식의 어려움을 아침 과일로 해결할 수 있다. 아침 과일로 3일만 실천해도 변화를 느끼지만 이왕이면 첫날은 하루 동안 과일만 먹는 것도 좋다. 하루 종일 과일로 식사를 해결하면 몸에서 노폐물이 빠져나가 순수힌 몸으로 바뀌어산다. 주말을 활용해 이틀 동안 과일 단식을 한다면 더 좋은 효과를 볼 수 있다.

원데이 클렌징은 4장에 소개된다. 과일 식사를 하는 동안 내 몸의 위장과 간, 췌장과 신장은 휴식을 취하고 심장과 뇌는 노폐물이 없는 순수한 영양을 쉽게 공급받는다. 5일간 과일만 먹는다면 FMD보다 더 좋은 효과가 있다고 보장한다.

고대 그리스 철학자 아리스토텔레스와 소크라테스와 아인슈타인은 과일을 즐겼다고 한다. 사람들이 고기를 너무 먹어서 병이 생길 것을 예측하며 과일과 야채, 견과류와 통곡식 위주의 단순한 식사를 권했다. 하루아침에 음식을 끊는 것은 어렵지만 아침 과일을 통해 몸이 깨끗해지면 서서히 음식으로부터 자유를 느낄 수 있다. 식욕을 넘어 탐식 생활에 익숙해진 우리에게 아침 과일은 어렵지 않게 건강한 라이프스타일을 만들어준다.

◆ 일주일 과일 단식 스케줄

	일	월	화	수	목	금	토
하루단식	과일 1.5~2kg	아침 과일 500g					
이틀단식	과일 1.5~2kg	아침 과일 500g					과일 1.5~2kg

◆ 과일의 무게 알아두기

	무게 (g)	1.5kg 수량
사과 소과	150	10개
사과 중과	250	8개
사과 대과	450	5개
오렌지 중	250	8개
토마토	250	8개
포도	500	3송이
바나나	150	10개

─────────── ⓘ 기억하자 ───────────

❶ 단식은 장수 유전자를 활성화시켜 세포의 노화를 막고 세포 재생과 자가 포식 작용을 한다.

❷ 아침 과일 식사는 16시간 단식의 효과가 있다.

❸ 일주일에 하루 과일 식사로 건강한 다이어트를 시도해보자.

아침 과일 습관

아침 과일과
케토제닉 다이어트

케토제닉 다이어트는 고지방, 중단백, 저탄수화물 식단으로 구성된 식사법이다. 지방 70~80%, 단백질 20~30%, 탄수화물 5~10%의 비율로 한다. 인체는 탄수화물을 제1에너지원으로 사용하고 탄수화물이 부족하면 지방을 대사하여 케톤체를 에너지원으로 삼는다. 케톤체는 아세톤(acetone), BHB(β-hydroxybutyrate), 아세토아세테이트(acetoacetate)를 총칭하는 용어이다.

케톤 식사의 장점은 탄수화물을 극단적으로 제한하기 때문에 혈당이 오르지 않고 인슐린 저항성과 이로 인한 염증 문제가 해결된다는 점이다. 식욕을 억제하는 렙틴 호르몬도 민감도가 살아나 식욕 조절이 잘된다. 미국 당뇨병학회는 비만과 당뇨병 환자의 식단으로 활용되고 있다.

본래 케톤 식단은 1920년대 뇌전증(epilepsy, 이전명 간질) 환자의 경련을 줄이는 치료 목적으로 개발된 식단이다. 뇌의 에너지원으로 포도당 대신 케톤이 대사되면 뇌발작이 줄어드는 효과가 있다. 이 식단은 1930년대 항경련제의 개발로 미비해졌다가 최근 비만 환자가 많아짐에 따라 다시 주목받고 있다.

케토제닉 다이어트의 유행은 미국에서 초고도비만 환자의 치료적 관점에서 시작된 것이라는 점도 염두에 둘 필요가 있다. 앤셀키스의 '포화지방–심장질환설'로 저지방 식단이 주류를 이룬 미국은 지나친 당분과 육류 단백 중심의 식사로 초고도비만 환자가 많은 나라가 되었다. 《지방을 태우는 몸》의 저자인 지미 무어는 180kg, 방탄커피 창시자로 유명한 《최강의 식사》의 저자 데이브 아스프리도 각종 질환에 시달리며 140kg를 찍고 새로운 식단을 연구하며 75만 달러를 투자해 케토제닉 다이어트를 정리했다.

케토제닉 다이어트의 핵심 영양소는 고기가 아니라 지방이다. 고기를 마음껏 먹는 다이어트가 아니다. 단 고기와 같이 먹을 수 있는 포화지방 때문에 고기를 함께 먹는 다이어트이다. 오히려 단백질 함량이 높으면 지방이 잘 태워지지 않고 노폐물이 많아져 피곤하며 체중 감량이 더딜 수 있다. 해산물과 채식 식단으로도 지방 함량을 늘리면서 케톤대사를 할 수 있다. 《케토 다이어트》의 저자 리앤 보겔은 과일과 채소, 오메가6지방산을 균형 있게 섭취하고 건강한 지방을 먹는 팔레오 다이어트(구석기 다이어트: 구석기인의 식단과 비슷하다는 의미)를 기본으로 한 식단을 지향한다. 해산물이나 야채나 열매든 무엇을 먹든 지방 함량을 높이고 단수화물을 낮춘 식단이라고 이해하면 된다.

포화지방과 단일 불포화지방산을 안정적인 지방으로 추천한다. 포화지방으로는 돼지기름, 소기름, 양기름과 목초 먹고 자란 소의 지방으로 만든 기버터, 식물성 포화지방인 코코넛오일과 MCT오일이 있고, 불포화지방산으로는 오메가3지방산이 풍부한 연어, 아보카도와 올리브 오일, 카카오버터, 다양한 지방이 함께 있는 견과류가 있다.

동물의 기름으로 포화지방을 먹을 경우 목초를 먹고 건강하게 자란 소와 질병 없이 자란 건강한 돼지를 먹는 것이 중요하다. 지방 조직에는 항생제와 중금속이 같이 쌓여 있어 조심할 필요가 있다. 이런 소와 돼지를 구하는 것은 어렵기 때문에 기버터 외에는 식물성 포화지방과 불포화지방산을 선택하는 것이 더 안전하다. 아보카도와 연어, 마카다미아로 식사를 했다면 나도 모르게 케톤 식사를 한 셈이다. 몸에 이로운 지방을 먹으면 묵직한 포만감 덕분에 식사량이 줄어 위의 크기도 점점 줄어든다.

케토제닉 다이어트의 원리를 잘 모르면 고기 위주의 식사를 하기가 쉽고 케토플루를 견디지 못해 지속하지 못하는 경우가 많다. 케토플루는 인플루엔자의 플루(flu)에 따온 말로 여러 가지 불편한 증상을 말한다. 입에서 구취가 나는데 이는 케톤대사가 진행되어 호흡을 통해 아세톤이 나오는 것이다. 탄수화물 부족으로 짜증이 나고 심한 우울증을 겪기도 한다. 머리가 멍해지는 브레인 포그 현상, 눈이 침침한 것, 메스꺼움, 가슴 두근거림, 설사, 근육경련, 불면증, 탈모 등 일상에서 견디기 힘든 증상이 나타난다.

포도당대사에서 케톤대사로 에너지원이 바뀌는 과정에서 나타나는 증상일 수 있고 그동안 잘못된 식사로 쌓인 독소 때문에 증상이 심하게 나타난다고 진단하기도 한다. 일부 전문가들은 케토플루에 대한 해결책으로 간과 장을 해독하고 부족한 비타민과 미네랄을 영양제로 먹도록 권유한다.

그렇다면 고지방과 저지방, 고탄수화물과 저탄수화물 중 무엇이 맞을까? 다이어트의 정보가 너무 다양해서 헷갈릴 수 있다. 고대 인류는 채집인이면서 때론 수렵인이었다. 열매를 따서 통째로 먹었거나 사냥한 동물의 고기와 지방과 내장을 단순하게 먹었을 것이다. 과일이 풍부할 때는 탄수화물을 에너지원으로, 극지방의 이누이트는 동물의 내장과 고기의 지방을 에너지원으로 삼았다.

인체는 포도당과 지방 둘 다 에너지원으로 사용할 수 있다. 단, 무엇을 먹더라도 순수한 음식 그대로 섭취했다. 순수 자연 식은 지방을 축적하는 인슐린 저항성과 염증 문제를 일으키지 않는다. 식욕 억제 호르몬인 렙틴과 식욕 촉진 호르몬인 그렐린 의 균형도 잘 맞춰준다. 요즘 비만인의 문제는 가공하고 정제합 성한 음식에서 온다.

순수 케톤식을 지향하고 가공 케톤식은 지양하는 것이 건강 에 좋다. 다양한 케톤 식단 중 설탕을 대체하는 인공감미료, 밀 가루를 대체한 곤약면이나 아몬드가루 등으로 합성 가공한 음 식이 많다. 언제나 다이어트는 위대한 산업이 될 수 있다는 점 을 염두에 두어야 한다.

이런 음식은 당분이 없어서 단순히 인슐린 저항성은 해결할 수 있는 장점은 있으나 근본적인 입맛 개선과 식탐을 해결해주 는 건강한 라이프스타일은 아니다. 케톤 식사를 하더라도 자연 의 효소가 살아 있는 음식 위주로 하는 방식이 몸에 좋다. 순수 한 자연의 음식은 몸을 깨끗하게 하고 모든 신진대사의 균형을 이루어준다.

나도 지방을 공부하며 포화지방에 대한 선입견을 버리고 오 해했던 케톤산증을 다시 이해했다. 2주 실험적 케토제닉 다이어트를 경험했다. 아침엔 과일을 먹고, 점심식사로 고기지방을 먹거나 해산물을 야채와 함께 기버터에 볶아 먹는 방식이었다. 포만감이 길고 입이 텁텁해서 저녁식사는 신선한 과일 스무디로 대신했다. 묵직한 지방의 포만감으로 식욕이 잘 절제되었으며 체지방도 줄었다. 그러나 고기의 단백질 노폐물이 많아졌고 장과 대변의 상태가 나빴다.

동물성 단백질은 완전 소화가 어렵다. 나의 경우엔 심한 케토플루는 거의 없었으나 호흡으로 배출되는 케톤으로 기분이 썩 좋지 않았다. 그래도 지방의 묵직한 포만감을 느껴 열매 케톤식을 연구하는 좋은 기회가 되었다. 텁텁한 입맛으로 신선한 과일을 더 먹게 된 장점도 있었다. 이후 다시 2주 동안에는 순수한 열매 케톤식을 했다. (열매 케톤식은 4장에서 소개한다.) 과일과 지방 함량이 높은 견과류를 충분히 먹자 장점은 다 가져가면서도 노폐물의 문제가 해결되었다. 식욕 억제와 집중력 향상, 완전소화가 이루어져 체력이 더 좋아지고 부변까지 보게 되었다. 동물성보다 식물성을, 단순한 음식일수록 몸은 더 좋아했다.

고기 중심의 케토제닉 다이어트와 다양한 케톤 가공식을 섭취하면 독소가 늘어날 수 있다. 일반적인 고기 중심의 케토제닉 다이어트 중이라면 아침 과일로 불편한 점을 보완할 수 있다. 지방을 분해하는 효소와 활성 산소의 공급으로 해독에 더 관심을 가지는 것이 좋다. 케토제닉의 다양한 장점과 함께 신진대사 밸런스가 보다 더 빨리 회복될 것이다. 식탐을 절제할 수 있는 입맛 개선까지 이루어진다. 탄수화물이 불안하다면 당도가 낮은 키위, 토마토, 딸기, 수박을 먹는 것이 좋다. 하루 500g을 먹어도 당분은 30g이 되지 않는 열매들이다.

---

① 참고하자

케톤상태(ketosis)와 위험한 케톤산증(ketoacidosis)을 구분한다. 케톤을 에너지원으로 사용하는 상태를 케토시스라고 한다. 케톤대사가 증가하여 의식을 잃고 쓰러질 만큼 혈중 케톤이 증가된 상태가 케톤산증이다. 그러나 케톤산증은 제 1형 당뇨병 환자에게 일어날 수 있는 특수 상황으로 인슐린이 부족한 상태에서 지방대사가 일어날 때 케톤이 축적된다. 인슐린 분비가 정상으로 되는 일반인에게 호흡으로 배출되는 케톤으로는 케톤산증까지 나타나기는 어렵다고 전문가들은 이야기한다.

---

① 기억하자

❶ 인체는 포도당대사와 케톤대사 두 가지를 이용할 수 있다.

❷ 건강한 지방은 인슐린 저항성과 식욕 조절에 도움이 된다.

❸ 아침 과일과 함께 하는 케토제닉 다이어트는 케토플루를 줄이고 입맛 개선을 돕는다.

아침 과일과
단백질 다이어트

다이어트를 시작하는 사람들은 닭가슴살과 달걀, 방울토마토와 오이 같은 야채를 선택한다. 운동하기 위해 등록한 헬스장에서도 늘 추천받는 것은 닭가슴살이다. 저지방, 저탄수화물, 고단백 식단을 구성한다. 이러한 식단은 당분이 적어서 인슐린 저항성이 해결됨으로 감량효과가 있다. 단백질 쉐이크로 감량을 많이 하기도 한다. 정제 탄수화물과 복잡한 양념으로 범벅된 고칼로리 음식을 먹다가 단백질 쉐이크를 챙겨 먹으면 상대적으로 순수한 식단이 되어 효과가 나타난다. 문제는 감량 후 이전에 먹던 음식으로 돌아가는 순간 요요현상이 와서 유지 식단으로 적합하지 않다. 급한 마음으로 선택하기 쉬운 단백질 다이어트

아침 과일 습관

는 인기에 비해 효율이 떨어지는 다이어트이다.

여러 실험을 통해 동물성 단백질은 해롭다는 것이 증명되었다. 동물성 단백질은 섭취 칼로리의 10%를 넘게 먹을 경우 암 발생을 증가시킨다. 미국 코넬대학교 영양학 교수 콜린 캠벨은 대규모 연구《중국연구China study》를 통해 단백질 과잉의 심각성을 조사했다. 캠벨이 20년간 수행한 연구의 결론은 단백질이 암 발생의 스위치가 되며 미국인의 비만과 질병의 원인이라는 것이다. 1장에서도 언급했지만 동물성 단백질을 20% 이상 섭취한 쥐는 모두 간암에 걸리고 5% 섭취한 쥐는 한 마리도 걸리지 않았다. 아무리 살을 빼고 싶어도 암 유발 가능성을 가진 식단을 선택한다는 것은 무리이다.

단백질은 신체 체조직 구성을 위해 필요할 뿐 에너지원으로는 제일 활용이 안 되는 영양소다. 우리 몸의 첫 번째 에너지원은 탄수화물이고 그다음은 지방이다. 단백질은 포도당이나 지방이 부족할 때 작용하여 포도당으로 변신하고 남으면 지방으로 저장된다.

단백질이 대사되는 과정에서는 암모니아, 요산과 요소 등이 많이 생성된다. 결국 단백질은 이것들을 처리하기 위한 에너지가 더 많이 소모되는 비효율 에너지원이다. 인체의 구조와 골격과 호르몬과 효소를 구성하기 위해서 아미노산 풀에 저장해 재활용하기 때문에 부족하기 쉬운 영양소가 아니다. 무려 몸에 들어온 단백질의 85%가 재사용된다.

동물성 단백질은 사람의 소화기관으로 완전 소화가 어려운 아미노산들이 있다. 강아지에게 고기를 주면 씹지도 않고 삼켜도 체하는 모습을 보기 어렵다. 육식 동물의 위산은 사람에 비해 10배나 강하고 그들의 장의 길이는 사람에 비해 짧다. 육식 동물은 장의 길이가 체간의 3배 정도인 반면 사람의 장의 길이는 체간의 6배 정도이다. 단백질 대사 산물이 장내에서 오랫동안 머무르면 독소 흡수가 이루어지기 때문에 육식 동물은 짧은 장 구조를 가지고 있다.

장기적인 동물성 단백질 과잉 섭취는 여러 장기의 손상이 일어날 수 있다. 단백질의 소화는 위에서 출발해 십이지장과 췌장까지 총동원하여 많은 소화 효소가 사용된다. 조효소의 원료가 되는 비타민과 미네랄, 항산화영양소를 많이 필요로 한다. 단백질 결핍증보다 효소 결핍, 비타민, 미네랄 결핍이 더 문제가 된다. 췌장의 기능도 약해져 췌장염이나 췌장암 등의 질환에 쉽게 걸린다.

고기 섭취량의 증가와 함께 췌장암이 증가했다는 것은 연관성이 있다. 고기를 소화시키면서 나오는 대사 산물은 신장을 거쳐 배설되므로 신장에 무리가 간다. 암모니아와 요산이나 요소 등 소화 부산물이 증가하면 혈액이 탁해지고 산성화되고 몸은 이것을 중화하기 위해 뼈에서 칼슘을 빼내기 시작한다. 칼슘이

아침 과일 습관

나 요산 결정체들이 여기저기 쌓여 통풍이나 신장 결석 등을 일으킬 수 있다.

덜 소화된 단백질 부산물은 혈액으로 흘러들어가 알레르기와 염증을 일으킬 수 있다. 과민성장증후군이나 장누수증후군이 있는 사람은 특히 더 문제가 될 수 있다. 고기와 우유, 유제품을 먹는 사람들이 알레르기나 아토피로 고생하는 경우가 있다. 엄마가 마신 우유 때문에 아이가 아토피에 걸리기도 한다.

위장과 췌장, 간과 신장이 약한 사람에게 단백실 다이어트는 독이 된다. 건강을 위해 살을 빼려다가 오히려 건강이 더 망가진다. 단백질을 대사하기 위해 내 몸은 과부하가 걸리고 장기가 빨리 노화할 수 있다. 누군가가 20~35%의 단백질을 권한다면 독소가 만들어지는 양임을 알아야 한다. 단백질은 식단에서 5~7% 정도가 좋다.

더 챙겨 먹어야 할 것은 동물성 단백질이 아니라 자연이 균형 있게 베풀어 준 식물들이다. 필수 아미노산은 과일과 채소와 통곡식 안에 다량의 비타민과 미네랄과 함께 조화롭게 숨어 있다. 식품의약품안전처에는 우리가 먹는 자연식품과 가공식품을 포함한 대부분의 음식의 성분이 데이터베이스화되어 있다. 과일의 성분은 120가지 이상의 영양소 항목들로 표기가 될 만큼 매우 다양하다.

만약 사람이 매일 동물성 단백질을 20% 이상 먹어야 한다면

이 지구가 어떻게 될지도 생각해봐야 한다. 6개월 동안 천천히 자라야 할 닭은 1개월 만에 빠르게 자라 우리 밥상으로 온다. 소고기 한 근(600g)을 만들기 위해 물 12,700L가 소모되며 미국 곡류 생산량의 70%가 가축의 먹이로 사용된다. 가축 분뇨로 인한 이산화탄소와 메탄가스로 지구의 온도가 올라가고 있다. 더 심각한 것은 조류독감이나 신종플루, 메르스 같은 인수공통전염병의 위험까지 늘 우리를 위협하고 있다는 것이다.

많은 동물을 사육하기 위한 공장식 축사와 동물이 맞는 항생제와 성장호르몬은 결코 사람에게 도움이 되지 않는다는 것을 기억해야 한다. 건강하지 않은 밥상과 아픈 지구를 만들어내는 식단은 더욱 자제하고 주의를 기울여야 한다.

단백질 다이어트의 효과로 얻어지는 인슐린 저항성 해결은 땅과 바다에서 얻어지는 식물로도 충분히 해결할 수 있다. 다양한 과일과 아스파라거스, 귀리와 퀴노아 등의 통곡물과 렌틸콩과 병아리콩, 연근, 감자와 고구마 등의 뿌리식물, 버섯과 견과류로 충분한 단백질이 공급된다.

식물성 단백질은 과잉 섭취하기도 어렵고 동물성 단백질보다 소화도 쉽다. 고기를 많이 먹은 날 내 몸의 장에서 어떤 일이 일어나는지, 소화 상태와 변 상태는 어떤지 잘 살펴보아야 한다. 자연 그대로의 식물을 먹으면 인슐린의 문제는 오지 않는다.

만약 단백질 다이어트를 진행중이라면 반드시 해독을 병행하는 것이 좋다. 식품 효소와 함께 비타민과 미네랄이 풍부한 음식을 먹으면 근육량이 더 증가한다. 위장과 간, 췌장과 신장에 활력을 주는 건강한 다이어트가 된다.

---

①기억하자

❶ 단백질 다이어트는 위장과 췌장, 신장에 무리를 준다.

❷ 식물성 단백질만으로도 충분한 아미노산을 얻을 수 있다.

❸ 단백질 섭취로 인한 독소는 과일과 채소의 효소와 식물영양소로 해독하자.

4장

건강한 습관,
아침 과일 다이어트

아침엔 과일을 먹는다.
순수한 과일은
우리 몸과 마음, 삶까지 맑아지게 한다.

내 몸에 맞는
과일 500g

아침 과일로 무엇을 먹을까? 고민할 필요 없이 제철 과일이 제일 좋다. 그 해에 땅에서 햇빛과 비바람을 맞고 자란 과일이 영양가가 제일 좋다. 100마일 다이어트는 반경 100마일 이내의 지역에서 생산되는 음식을 먹는 다이어트로 안전한 먹거리 선택을 중요하게 생각하는 방법이다.

지금 우리가 먹는 음식은 수천 킬로미터 떨어진 곳에서 이동하니 어떤 오염 물질이 묻어 있는지 전혀 알 수 없다는 불안함이 있는 것은 사실이다. 우리 동네 음식을 선택하는 노력만으로도 체중 감량이 된다. 현실적으로는 실천하기는 어렵지만 제철에 나는 우리 농산물을 챙겨 먹는 것이 좋다. 특히 사과는 제철

인 가을이 제일 맛있지만 사계절 내내 먹을 수 있는 장점이 있다.

아침 과일 식사법은 오전 공복에 500g의 과일을 목표로 한다. 세계보건기구에서도 건강을 위해 하루에 먹어야 할 과일과 야채의 양을 450g으로 정했다. 작은 사과 3개, 중간 크기의 사과 2개 분량이다. 영국 런던대학교에서도 하루 560g의 과일과 채소를 섭취하면 사망률이 42%나 줄어들었다고 발표했다.

500g의 과일을 식후에 먹는 것과 오전 공복에 먹는 것은 효과가 아주 다르다. 500g의 과일 안에는 효소가 가득해 우리 몸에 부족한 효소를 보충해준다. 아침에 활동할 에너지원이 되기에 충분하다 각종 비타민과 미네랄과 식이섬유까지 풍부한 고급 영양제를 500ml 마신다고 생각하면 좋다.

과일 식사도 단순하게 잘 소화시켜 먹는 것이 좋다. 1990년대 미국에서 '5 a day'라고 해서 하루 다섯 가지 색깔의 과일과 채소를 먹는 캠페인이 시작되었고 현재는 영국, 프랑스, 독일에서도 시행 중이다. 색깔이 다른 식물영양소를 다양하게 먹을 수 있기 때문이다. 매일 다섯 가지까지는 못 챙기더라도 끼니마다 다르게 세 가지 정도의 과일을 섭취하면 다양한 식물영양소를 섭취할 수 있어서 좋다.

과일의 소화 속도는 10~30분이다. 뷔페식처럼 이것저것 섞어 먹는 것보다 한 번에 한 가지 과일을 먹고 다음 과일을 먹는 것이 좋다. 모든 음식은 단순할수록 소화가 잘된다. 잘못된 조합의 과일은 가스가 차거나 속이 불편할 수 있다. 각각의 과일이 서로 다른 성질과 영양 성분을 가지고 있다. 한 번에 한 가지 과일을 먹는 것은 좋은 영양 성분이 서로 섞이거나 발효되지 않게 하고 잘 흡수하기 위한 식사법이다.

몸에 좋다는 음식도 누군가에게는 가스를 유발하고 맞지 않을 수도 있다. 2014년 호주 모나시대학교의 소화기내과 피터 깁슨 교수는 과민성장증후군의 치료를 위해 포드맵 식단을 연구했다. 포드맵이란 영어의 앞글자 FODMAPs를 모아서 만들어낸 단어이다. Fermentable(발효되는), Oligosaccharide(올리고당), Disaccharides(이당류), Monosaccharides(단당류), Polyols(당알코올)가 함유된 성분을 말한다. 과민성장증후군이 있는 사람들은 고포드맵 음식을 먹으면 소장에서 흡수를 하지 못해 대장균에 의해 발효가 되어 가스가 많이 생긴다. 과민성장증후군이 심한 사람은 고포드맵 식단은 피하고 저포드맵 식단을 지켜주는 것이 좋다.

아침 사과가 건강에 이롭다고 하나 과민성장증후군이 있을 경우 가스가 찰 수 있으니 다른 과일로 시작해도 된다. 위산 분비로 속쓰림이 심한 경우에도 산이 없는 단맛 과일로 아침을 시작하면 좋다. 내 몸에 맞는 과일로 먹다가 과민성장증후군이 회복되어 고포드맵 음식으로부터 자유로워지는 경우도 있다.

LOW(권장 식품) ← **FODMAP** → **(제한 식품)HIGH**

LOW (권장 식품)	분류	HIGH (제한 식품)
쌀밥, 감자, 쌀국수	곡류	잡곡류, 보리, 호밀
완두콩, 두부	콩류	강낭콩, 구운콩, 콩물
유당 제거 우유	유제품	우유, 치즈, 요거트, 아이스크림
바나나, 블루베리, 포도, 키위, 멜론, 딸기, 오렌지, 토마토	과일류	사과, 배, 복숭아, 농축 과일 주스, 과일 통조림, 말린 과일
가지, 호박, 시금치, 죽순, 당근, 샐러리	채소류	아스파라거스, 양배추, 마늘, 양파, 브로콜리
메이플시럽, 셔벗, 각종 기름류, 설탕	기타	커피, 차류, 탄산음료, '이'로 끝나는 각종 인공 감미료 (자일리톨, 솔비톨)

삼성병원

아침 과일 습관

아침 과일은 해독력을 올려주는 수분과 섬유질이 많은 과일이 좋다. 여름에는 복숭아, 참외, 수박과 포도를 먹어도 되고 가을에는 감을 먹는 것도 좋다. 바나나는 수분이 적어서 오후에 먹는 것이 좋지만, 과민성장증후군으로 사과가 맞지 않을 경우엔 물과 함께 먹거나 바나나와 물을 1:1로 섞은 묽은 스무디로 마셔도 괜찮다. 바나나는 대장 건강에 유익한 영양소가 많아서 과민성장증후군이 회복되는 과일이다. 수박이나 참외 등 여름 과일은 찬 성질이 많기 때문에 설사를 유발하면 안 먹는 것이 좋다.

약 먹을 때 조심해야 할 과일도 있다. 자몽에 들어 있는 성분은 모든 약물대사를 하는 p450이라는 효소계를 차단한다. 당도가 낮아 저칼로리 과일로 다이어터에게 인기가 있지만 자몽 외에도 대부분의 과일은 저칼로리이다. 비타민C가 풍부해 항산화 효과가 있고 피부와 혈액을 맑게 해주는 효과가 있다. 쓴맛 때문에 내 입에 맛있지 않다면 억지로 먹을 필요는 없다.

과일과 야채에 사용하는 농약을 걱정하는 분들이 많다. 과일과 야채에 사용하는 농약은 대부분 수용성이다. 식물 세포막은 농약을 흡수시키기 어려운 구조이기 때문에 물에 10분 정도만 담가두어도 씻겨진다. 식초나 밀가루, 과일 세정제로 씻는 방법도 있다. 유기농 과일을 먹는 것이 제일 안전하지만 과일을 깨끗이 세척해 먹는다면 충분히 안전하다.

아침 과일은 남들이 좋다는 과일보다 내가 좋아하는 과일이 좋다. 내 입에 맛있으면 즐거운 습관이 되어 꾸준히 할 수 있다. 아침 과일 500g을 3일만 먹어도 피부가 좋아지고 배변 상태가 좋아지며 몸이 가벼워지는 것을 느낄 수 있다. 한 달에 평균 2~3kg이 서서히 감량되며 점심과 저녁 식사까지 순수한 자연 식사를 하면 한 달에 5kg까지도 감량이 된다.

◆ 과일의 맛 분류

맛	과일
단맛 과일	배, 바나나, 청포도, 감, 무화과
신맛 과일	사과, 복숭아, 포도, 블루베리, 체리, 오렌지, 레몬, 귤, 망고, 파인애플, 딸기, 석류, 라임
지방이 많은 과일	아보카도, 코코넛, 올리브, 두리안
멜론류	멜론, 수박, 참외, 파파야

기억하자

❶ 아침 과일 500g 작은 사과 3개 분량이다. 제철 과일로 맛있게 먹자.

❷ 과민성장증후군이 있다면 고포드맵 음식은 피하고 저포드맵 식단으로 먹자.

❸ 과일과 야채 등 내 몸에 맞는 음식이 어떤 것인지 살펴보며 식단을 구성하자.

클렌징 스무디가
붓기를 제거한다

아침에 신었던 구두나 부츠가 저녁에 잘 맞지 않아 고생을 해본 적이 있을 것이다. 야식으로 라면을 먹고 자면 다음날 붓는다. 짧은 시간 안에 이렇게 몸이 바뀌는 이유는 무엇일까? 세포 내액과 세포 외액의 전해질 밸런스가 무너졌기 때문이다. 햄버거나 라면으로 식사를 해결하고 빵이나 과자, 케이크 등의 디저트를 즐겼다면 체중 조절 시스템과 함께 전해질 밸런스는 깨져 있다. 건강한 사람은 아침과 저녁에 붓지 않는다.

잘 붓지 않는 사람들은 전해질 밸런스가 잘 유지되고 있다는 뜻이다. 전해질이란 양이온과 음이온으로 이루어져 전기가 흐르는 물질이다. 주요 양이온은 나트륨, 칼륨, 칼슘, 마그네슘이고 주요 음이온은 염소, 중탄산염, 황산염, 인산염이다. 전해질은 체액과 삼투압 농도를 유지하고 산과 염기의 균형을 조절한다. 나트륨은 세포 내에서 삼투압을 조절하는 미네랄이고 칼륨은 세포 내 미네랄이다. 짠 음식으로 나트륨을 지나치게 먹었다면 삼투압 현상에 의해 세포 외액의 수분이 몰려 얼굴이나 손발이 붓게 된다.

다른 건강상의 문제들로 붓는 경우도 있다. 어떤 여성들은 월경전증후군(PMS: premenstrual syndrome)으로 에스트로겐이 지나치게 분비되어 나트륨과 수분이 저류되어 붓기도 한다. 심부전도 붓게 만드는 이유 중 하나다. 심장의 펌프 기능이 약해져 혈액량이 줄어들어 신장에서는 수분과 나트륨을 재흡수하여 전신 부종이 생길 수 있다.

간은 혈액의 저장고이자 조절하고 통제하는 일을 한다. 간에 만성 염증이 생기면 혈액순환이 잘 되지 않아 혈액은 삼투압이 약해지고 세포 사이 공간에 수분이 머물러 있기도 하다. 몸 전체의 대사를 촉진하고 체온을 조절하는 일을 하는 갑상선의 문제로 붓기의 원인이 될 수 있다. 붓는 증상은 간과 심장과 신장, 갑상선과 호르몬 대사 등 전반적인 신진대사의 불균형으로 올 수 있다.

보통 짠 음식을 먹으면 대체로 붓는다. 라면 하나에는 무려 하루 나트륨 섭취량 2000mg이 들어 있다. 짬뽕은 보통

4000mg으로 하루 권장 섭취량의 2배가 된다. 국물요리를 두 번 먹으면 권장량을 쉽게 초과할 수 있다. 통조림이나 가공식 품, 유통식품에는 늘 나트륨이 들어간다. 가공식과 가열식을 하 면 나트륨은 초과상태가 되어 여러 가지 문제를 일으킨다. 하루 에 일정량을 자연식으로 챙겨 먹지 않는 이상 나트륨은 늘 초과 상태라고 볼 수 있다.

칼륨을 공급해주면 나트륨 과다섭취로 인한 붓기는 해결된 다. 칼륨은 비싼 영양제로 먹을 필요가 없이 주변의 흔한 녹색 잎 채소와 과일에서 얻을 수 있다. 칼륨은 인체에서 일어나는 다양한 효소 반응의 촉발제 역할을 하는 것으로 알려졌다. 효소 활성을 위해서도 나트륨은 줄이고 칼륨이 풍부한 음식을 먹는 것이 중요하다. 말기 암 환자를 치료했던 막스 거슨도 칼륨이 풍부한 야채즙 공급으로 매일 나트륨을 6~8g씩 배출해내는 것 이 치료에 도움이 되는 것을 발견했다.

하루 500g의 과일과 생야채를 곁들인 한식 다이어트를 하면 전해질 밸런스는 자연스럽게 맞출 수 있다. 전해질 밸런스를 맞 춘다고 시판되는 칼륨 함유 음료를 마시는 것은 그다지 추천하 지 않는다. 일단 몸을 건강하게 만들기 위해서는 자연 그대로의 순수한 음식의 비중을 높이려는 노력이 필요하다. 자연 그대로 의 전해질 이온음료는 코코넛 워터가 있지만 가공된 형태로 먹 는 것보다는 일상의 흔한 과일이 전해질 음료가 될 수 있다.

우리 주변에서 쉽게 만나는 대부분의 과일은 칼륨이 풍부하다. 바나나와 토마토와 사과, 여름 과일로 복숭아와 수박, 포도와 참외이다. 당도가 있는 과일은 식전이나 소화된 후 공복에 먹어야 하지만 상대적으로 당분이 적은 토마토는 짠 음식을 먹은 직후 먹어도 좋다. 짜고 자극적인 음식을 먹을 계획이 있다면 식전에 바나나를 챙겨 먹거나 식후에 토마토를 먹어 나트륨을 배출한다. 당분이 많은 과일은 반드시 식전에 먹고 당분이 적으면 식후에 먹어도 괜찮다.

스무디를 활용하면 과일을 더 많이 먹을 수 있는 장점이 있다. 스무디는 과일과 물의 비율을 1:1~2 정도로 만든다. 바나나는 당도가 높은 과일이기 때문에 야채나 저당도의 과일과 함께 만드는 것이 좋다. 바나나와 어울리는 야채는 양상추, 양배추, 토마토가 있다.

그러나 하루 500g의 과일을 주스로 먹는 것은 권하지 않는다. 주스는 갈아서 섬유질을 제거하고 즙만 마시는 것이고 스무디는 과일과 물을 섞고 갈아서 그대로 다 마시는 것이다. 과일만 갈아서 빨리 마시거나 즙으로 마시면 혈당이 상승할 수 있으므로 주의한다. 시판하는 과일 주스는 당분이 첨가되어 있어서 먹지 않는 것이 좋다. 즙으로 판매하는 것도 가끔씩 먹는 것은 무방하지만 장기간 먹는 습관을 위해 집에서 스스로 만들어 먹

아침 과일 습관

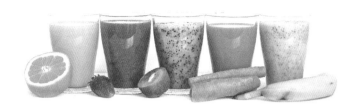

는 것이 더 좋다.

사과도 야채와의 조합이 잘 어울려 클렌징 스무디도 활용할 수 있다. 케일이나 샐러리, 상추와 단맛 야채인 당근과도 잘 어울린다. 과일과 야채의 즙으로 암 환자를 치료했던 독일의 의사 막스 거슨이 치료를 위해 자주 사용했던 조합이다. 빠른 회복과 치료를 위한 목적으로 500g 이상의 생야채를 먹어야 할 경우에는 섬유질을 제거한 즙으로 먹는 것이 좋다. 너무 많은 양의 생야채는 장벽을 자극하여 설사를 유발할 수 있다.

아침 과일 500g을 먹고 저녁 식사로 클렌징 스무디 500ml를 3일만 마셔도 몸의 변화를 느낄 수 있다. 맛있는 스무디를 만들어 나만의 특별한 건강 습관이 되면 좋다.

저녁에는 소화 효소가 필요한 가열식보다는 과일을 배부르게 충분히 먹는 것이 좋다. 클렌징 스무디를 만들어 먹고 견과류를 곁들이면 배부르면서도 몸은 가벼워진다. 많은 다이어트를 시도한 사람들은 아침 과일 다이어트가 얼마나 쉽고 행복한지 알게 된다. 비싼 건강보험이나 영양보조제보다 우리 주변의 과일과 야채가 더 똑똑하게 내 몸을 지켜준다.

◆ 클렌징 스무디

과일	야채	물
사과 200g	케일 2장, 샐러리 50g	200ml
사과 200g	토마토 100g	200ml
사과 200g	당근 50g, 케일 5장	200ml
바나나 200g	양상추 100g	200ml
바나나 200g	양배추 100g	200ml
바나나 200g	토마토 100g	200ml
수박 200g	바나나 100g	200ml

① 기억하자

❶ 전해질 밸런스를 맞추면 붓기가 빠지고 신진대사가 원활해진다.

❷ 살아 있는 과일과 야채로 전해질 밸런스를 맞출 수 있다.

❸ 칼륨이 풍부한 바나나와 토마토, 수박과 사과를 활용한 클렌징 스무디로 저녁을 마무리해보자.

바쁜 날엔
바나나를 먹는다

우리는 늘 바빠서 다이어트를 결심해도 쉽게 무너지고 만다. 바쁠 때 김밥 한 줄이나 라면보다 더욱 영양가 높은 식사는 바나나 식사이다. 과일은 디저트라는 생각에 식사로 대접받지 못했지만 바나나의 영양과 효능을 알면 김밥 한 줄보다 더 손이 갈 것이다. 바쁠 땐 바나나를 먹는다.

바나나의 가치는 몸이 재산인 운동선수들이 더 잘 알려준다. 골프선수 타이거우즈와 박세리 선수, 베드민턴 금메달리스트 이용대 선수도 바나나를 즐겨 먹는 것으로 유명하다. 경기 중 옆에 두거나 경기 전에 꼭 하나씩 먹는다. 마라톤이나 테니스 선수들도 바나나를 즐겨 먹는다. 아무리 바빠도 놓칠 수 없는 바나나의 장점을 하나씩 알아보자.

첫째, 바나나는 훌륭한 에너지원이다. 운동선수들이 경기 직전에도 먹는 이유는 바나나가 아주 고효율 에너지원이 되기 때문이다. 바나나는 영양 밀도가 높은 과일로 사과나 오렌지보다 칼로리가 높다. 다시 한 번 강조하지만 자연 음식의 칼로리로는 살찌지 않는다. 충분히 배부를 만큼 먹어도 된다. 바나나는 초록색부터 노랑, 슈가스팟이 있는 노랑, 갈색으로 익어가면서 색이 변한다. 초록색일 때는 대부분 전분이라 동물의 먹이로 적당하고 사람이 먹기엔 맛이 없다. 껍질의 색이 진해질수록 전분은 포도당과 과당과 자당으로 바뀌어간다. 살짝 슈가스팟이 있는 상태가 당도도 적당하고 먹기도 좋다. 바나나의 당분은 혈당을 올리거나 지방으로 변하지 않고 다 사용된다.

둘째, 바나나는 근육 건강에 좋다. 바나나에는 칼륨과 마그네슘이 풍부해 운동하다 일어날 수 있는 근육 경련을 예방한다. 보디빌더들도 운동 후 바나나를 챙겨 먹는다. 근육이 약한 여성이나 근력이 약해지는 중장년층들에게도 도움이 된다. 운동 전, 근력 강화를 하기 전에 챙겨 먹고 운동하면 도움이 될 수 있다. 평소 눈 밑 떨림이나 다리에 쥐가 잘 나는 경우에도 바나나로 효과를 볼 수 있다.

셋째, 부종과 고혈압, 심장질환과 뇌졸중 같은 만성질환에 좋은 과일이다. 2011년 영국 워릭대학교와 이탈리아 나폴리대학교 공동연구팀은 하루에 바 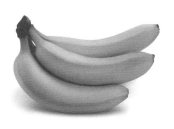 나나 하나씩 먹으면 뇌졸중 위험을 21% 낮출 수 있다는 결과를 발표했다. 항산화 성분으로는 폴리페놀의 일종인 클로로겐산과 베타카로틴이 풍부하고 비타민B6, 비타민C, 비타민E도 많아 피부가 맑아지고 면역력이 좋아진다. 합성비타민을 챙겨 먹는 것보다 바나나 하나가 더 낫다.

넷째, 위장 건강에 좋은 식이섬유가 풍부하다. 식이섬유와 올리고당이 위와 장 건강에 꼭 필요한 영양소를 제공해준다. 사람마다 수분 섭취량과 장내 환경이 달라 어떤 사람은 쾌변을 하기도 하고 반대로 변비를 겪기도 한다. 바나나 속의 펙틴은 수분을 끌어당겨 흡수하기 때문에 물을 너무 먹지 않았던 사람이라면 변비가 생길 수 있다. 그럴 경우 바나나를 먹고 물을 먹는 것이 도움이 된다. 저포드맵 식품으로 가스가 차는 과민성장증후군이 있는 사람에게도 좋다.

바나나는 산도가 낮아서 위산 과다로 사과를 먹지 못하는 사람들이 먹기에 좋다. 풍부한 영양 성분들이 속쓰림과 위궤양을

막아 위염에도 좋다. 비타민B6
는 위산과 신경에 필요한 물질을
만들어 위에 건강한 환경을 조
성해준다. 공복에 바나나를 먹지
말라는 말은 마그네슘의 함량이
높아 전해질에 불균형을 가져올
수 있다는 논리이다. 이는 바나
나의 성분만 본 분석적인 관점이
다. 링거를 통해 혈관에 마그네
슘을 주입하면 전해질의 불균형
이 오겠지만 바나나를 통째로 먹

◆ 바나나 100g에 들어 있는 영양소 함량

성분	함량
칼로리	84 kcal
수분	76.1g
총탄수화물	21.9g
당분	14.63g
단백질	1.1g
지방	0.1g
식이섬유	1.9g
칼륨	346mg
마그네슘	28mg
인	26mg
칼슘	7mg
몰리브덴	6.19mg
비타민C	5.94mg
카로틴	25ug

식품의약품안전처, 2019

어서 마그네슘 수치가 갑작스럽게 올라가기는 어렵다. 바나나
에는 마그네슘만 있는 것이 아니며 우리 몸은 그렇게 단순하게
작동하지 않는다.

다섯째, 바나나는 마음에 안정감을 주고 숙면을 돕는다. 바나
나에 있는 트립토판이 행복호르몬 세로토닌의 원료가 된다. 세
로토닌은 장과 뇌에서 분비되는 것으로 알려져 장 건강이 좋아
질수록 세로토닌의 분비가 늘어난다. 반대로 장 건강이 나쁘면
우울증 등 심리적 불안감을 겪는다. 세로토닌이 풍부하면 밤에
숙면호르몬인 멜라토닌으로 전환되어 잠도 잘 자게 한다.

아침 과일 습관

다이어트뿐 아니라 피부, 혈액, 위장 건강, 고혈압, 숙면 등 바나나의 장점을 놓치지 말자. 다이어트 식사로 바나나와 바나나를 활용한 스무디를 활용하면 배고프지 않으면서 건강한 감량이 가능하다. 바나나 3개를 먹어도 밥 한 공기의 분량이 안 된다. 바나나 스무디는 식탐을 줄여주고 우리 몸에 나쁜 간식을 먹지 않게 도와준다. 양상추, 양배추, 토마토, 아보카도, 블루베리, 딸기, 산딸기와의 조합이 잘 어울린다. 과일끼리의 조합은 당도가 높아지기 쉬우니 물을 많이 섞어서 천천히 마시는 것이 좋다.

✅ 정리하자

❶ 바나나는 김밥 한 줄보다 더 영양가 있다.

❷ 바나나 효과는 피부, 혈액, 위, 장 건강과 고혈압, 다이어트, 숙면 등 헤아릴 수 없이 많다.

❸ 바나나 스무디를 간식으로 많이 마시면 건강한 감량이 된다.

책상 위에
과자 대신 과일을 두자

다이어트는 의지보다 환경을 바꿔줄 때 성공률이 높다. 책상 위에 간식을 두고 일하면 그렇지 않은 사람들보다 7kg 정도 더 살찐다. 구글에서는 직원들의 복지와 사업 아이디어를 위해 회사 안에서 식사할 수 있도록 음식을 제공한다. 이제 막 입사하는 신입사원들도 평균 6~7kg 정도 살이 쪄서 다시 식당 설계를 해야 했다. 과일을 제일 앞에 잘 보이도록 놓으니 건강한 음식을 선택하는 확률이 47% 늘어났다. 의지보다 환경을 바꿔서 무의식적으로 건강한 음식을 선택하도록 했다. 무의식적으로 좋은 음식을 먹게 하는 방법은 이처럼 환경을 바꾸는 것이다.

책상 위나 식탁 위에 보이는 것이 무엇인가에 따라 다이어트

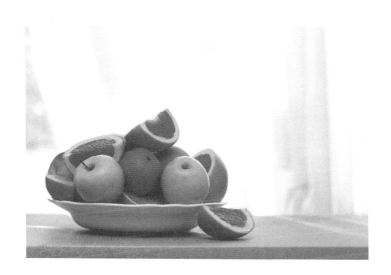

의 성공 여부가 결정된다는 것이다. 확실하게 성공하려면 환경의 변화를 주는 것이 빠르다. 과자를 두면 무의식적으로 과자를 먹게 되고 귤이 있으면 귤을 먹게 된다.

나는 늘 책상 위에 커피를 두는 습관이 있어서 하루 4~5잔까지 마셨다. 커피 대신 맑은 과일 스무디를 두니 습관적으로 과일 스무디를 마셨다. 자꾸 손이 가서 먹다 보니 어느 날은 1리터까지 스무디를 마셨다. 무의식적으로 손이 늘 뻗는 책상 위만 바꾼 것뿐인데 아주 자연스럽게 과일을 먹는 양이 늘었다.

과일 스무디의 양이 늘어나면 그만큼 신진대사의 균형이 빨리 회복된다. 가공식과 가열식으로 부족했던 효소와 영양소가 채워지면서 몸은 스스로 회복한다. 아침 과일을 먹는 여성의 경우 신기하게 월경전증후군(PMS)이 줄고 몸에 탄력이 생겼다고 이야기한다. 체중 감량만 유도하는 건강하지 않은 다이어트에서는 상상할 수 없는 일이다. 몸 전체의 균형을 이루기 위해 값비싼 투자를 하지 않아도 가능하다. 책상 위 과일을 두어 과일 먹는 습관만으로 우리 몸의 균형을 만들 수 있다.

과일을 책상 위 작고 예쁜 통에 담아두면 먹기에 더 좋다. 블루베리, 체리, 방울토마토 등을 담아둔다. 베리류 과일은 항산화영양소가 풍부해 염증과 혈관 건강에 좋다. 블루베리는 프티로스틸벤(pterostilbene), 산딸기와 딸기에는 엘라그산(ellagic acid)이라는 성분이 LDL(저밀도) 콜레스테롤의 산화를 막아 혈관을 깨끗하고 탄력 있게 만들어준다. 체리에는 통풍에 관련된 유전자를 막아주는 안토시아닌이 풍부하다. 부작용이 심한 통풍 치료제 대신 체리의 안토시아닌이 더 좋은 효과가 나타난다. 예쁜 과일통과 함께 아몬드, 캐슈넛, 마카다미아 같이 견과류를 담은 귀여운 통도 준비한다.

과일 스무디는 당도 높은 과일보다 중간 당도의 과일로 만드는 것이 좋다. 자꾸만 손이 가도록 내가 좋아하는 과일이 가장 좋다. 중간 당도의 과일인 사과 스무디, 오렌지 스무디를 500ml 준비한다. 키위나 토마토는 당도가 낮아 바나나와 갈아 먹기에 좋다. 기호에 따라 사과와 당근 또는 사과와 파프리카와의 조합도 괜찮다. 중요한 미팅이나 일정으로 식사할 시간이 없다면 에너지 스무디를 준비해보자. 에너지 스무디는 바나나와 아보카도를 각각 4개, 1개씩 섞어서 물 500ml를 넣고 만든다. 이렇게 만들면 하루 1L나 마실 수 있다.

◆ 연한 과일 스무디

과일	야채	물
사과 200g	당근 50g	200~300ml
사과 200g	오이 100g	200ml
오렌지 200g	오이 100g	200ml
오렌지 200g	케일 2장	300ml
포도 200g	양상추 50g	250ml
키위 200g	배 100g	200ml
수박 200g	바나나 100g	200ml

◆ 에너지 스무디

과일	야채	물
바나나 200g	아보카도 50g	200ml

① 기억하자

❶ 책상 위만 바꿔도 다이어트 성공률이 47% 향상된다.

❷ 책상 위에 안토시아닌이 풍부한 베리류의 과일 병을 두자.

❸ 연한 과일 스무디를 물처럼 마시면 몸은 더 빠르게 균형이 잡힌다.

원데이 클렌징이
노화를 막는다

길을 가다가 치킨 냄새가 코끝에 흘러왔는데 만약 역겨워서 얼굴이 찌뿌려지는 일이 일어난다면? 나를 살찌게 했던 음식이 더 이상 먹고 싶지 않다면 자연스레 날씬한 몸매를 유지할 수 있다. 입맛이 바뀌는 다이어트가 아니면 억눌렀던 식욕이 튀어나와 보상심리로 요요현상이 생긴다. 이성과 의지는 분열되어 죄책감으로 몰고 간다.

　더 이상 이런 괴로운 다이어트는 하지 말자. 그렇게 식욕을 자극하던 치킨 냄새가 역겹게 느껴질 수 있다. 20대 시절 삼겹살과 치킨과 빵으로 불순했던 내 몸에서 그런 변화가 일어났다. 몸이 맑아지면 우리 코와 입도 순수한 음식을 갈망하게 된다.

순수한 입맛은 순수한 음식을 몸에 채움으로 쉽게 만들어진다. 딱 하루, 몸속 클렌징을 해보자. 깨끗한 위와 장으로 변신해서 안티에이징 효과까지 가져온다. 여성들은 누구나 피부에 좋은 안티에이징 제품에 관심이 많다. 몸속 안티에이징을 먼저 하면 피부를 위한 안티에이징 화장품도 필요 없다.

얼굴 피부뿐만 아니라 몸속 피부도 안티에이징에는 비타민C가 단연 최고다. 비타민C는 먹기도 하고 바르기도 하며 우리 몸에 절대적으로 필요한 성분이다. 피부에 바르는 이유는 피부의 콜라겐을 합성하는 원료가 되기 때문이다. 비타민C가 부족하면 피부와 치아, 뼈, 골절 시 인대 등 세포 재생에 문제가 올 수 있다.

혹시 빈혈이 있다면 철분제보다 비타민C를 먼저 떠올리자. 비타민C는 철분이 흡수되도록 돕는 접착제 역할을 똑똑하게 해준다. 때때로 빈혈은 철분 자체가 부족한 경우보다 비타민C 부족으로 철 흡수가 안 되어 발생한다. 이 간단한 상식으로 철분제로 해결이 안 되던 만성 빈혈 환자들을 구할 수 있었다.

비타민C는 스트레스로부터 우리 몸을 보호해주는 호르몬의 원료가 되기도 한다. 하루 동안 비타민C가 풍부한 과일과 야채로 얻어지는 효과는 다 나열하지 못할 만큼 매우 많다.

비타민C가 풍부한 과일은 오렌지, 귤, 자몽 등의 감귤류 과일과 키위, 망고, 파파야, 블루베리, 딸기 등이고 야채로는 토마토, 파프리카, 피망, 브로콜리, 케일, 시금치, 연근, 마, 고추, 마 등이 있다. 우리나라 식약처의 비타민C 권고량은 성인 기준 100mg 이지만 충분히 먹는 것이 더 좋다.

과일과 야채를 통해 섭취하는 비타민C를 함유한 과일은 그 외에도 다양한 영양소와 식물영양소가 가득하다. 실제 그 함량 이 나타낼 수 있는 효과보다 100배 이상 효과가 나올 수도 있 다. 수치를 사용한 이유는 영양의 가치를 강조하기 위해서다. 참고만 하는 것이 좋다.

◆ 비타민C 함량이 높은 과일과 야채(100g 당)

과일	함량 mg	야채	함량 mg
망고	122.3	브로콜리	132
오렌지	69.7	고추	107.8
딸기	84.7	케일	80.4
키위	72	파프리카	191
귤	59.9	피망	60
레몬	52	시금치	60

식품의약품안전처, 2019

원데이 클렌징은 비타민C가 풍부한 과일뿐만 아니라 만나기 쉬운 일상의 다양한 과일로 시도해보는 것을 추천한다. 과일 선 택의 기준은 제철 과일과 호기심이 생기는 과일이다. 생각지도 못했던 과일이 나에게 맞는 경우도 있다. 나의 경우 보라색의 아주 귀엽게 생긴 망고스틴을 먹고 매우 행복했다. 경험하지 못했던 맛을 느끼는 것은 신선한 도전이 된다.

과일은 두 가지 정도의 단순한 배합이 좋다. 지나치게 많이 혼합하면 맛이 섞이고 맥락이 깨진다. 몸에 좋다고 알려진 과일과 인삼, 꿀과 마, 베리류 과일 파우더 등을 마구 섞어서 먹는 것은 추천하지 않는다.

뉴욕대학교의 영양학자인 매리언 네슬(Marion Nestle)은 음식을 영양소로 바라보면 전체 식사의 맥락을 제거한 형태라고 했다. 음식을 먹으면서도 자연스럽지 않고 만족감이 줄어든다. 영양가 많다는 것들만 모아놓은 것은 맛도 떨어질 뿐더러 억지로 먹는 건강 혼합 음료의 느낌이 든다. 각각의 맛을 느낄 수 있으면서도 조화를 이루려면 두 가지 정도의 배합이 좋다. 자연스럽고 단순하면 꾸준히 할 수 있다.

순수한 음식은 삶에도 영향을 미친다. 단순한 삶의 법칙을 이야기한 《월든》의 저자 헨리 데이비드 소로는 자연에서 나는 음식과 과일을 먹었다.

"과일을 적당히 먹었을 때는 식욕을 부끄러워할 필요가 없고, 가치 있는 일을 추구하는 데 방해받을 필요도 없다. 하지만 음식에 양념을 지나치게 넣으면 그것은 우리 몸에 독이 된다. 기름진 음식을 먹고 사는 것은 아무 가치도 없다."

그는 2년 2개월 2일 동안 호숫가에서 집을 짓고 자연 속에서 책을 썼다. 그의 식사는 나무가 주는 열매와 강에서 잡는 물고기였다. 순수한 식사를 통해 단순한 삶의 아름다움을 기록했다. 요가나 명상으로 수행하는 사람들에게도 순수한 음식이 중요하다. 깨달음을 목적으로 수행하는 사람들은 젠푸드라고 해서 음식을 통해 몸과 마음을 맑게 했다. 어떤 음식을 먹느냐의 문제는 어떤 삶을 사는지를 결정한다.

원데이 클렌징은 맑은 몸과 마음을 만들어줄 수 있는 간편한 방법이다. 원데이 클렌징이 맘에 들었다면 3일을 더 해도 좋다. 더 맑은 몸과 피부를 선물로 받고 꾸준한 식습관으로 이어질 수 있다. 아래 원데이 클렌징 스케줄은 업무량이 많은 직장인에게도 에너지를 충분히 만들어주는 구성이다.

◆ 원데이 클렌징

시간	과일만	스무디 스타일	과일과 스무디
08시	사과 1개(중과 250g)	사과 케일 스무디 (250ml)	사과 1개(중과 250g)
11시	오렌지 2개(중과 250g)	사과 케일 스무디 (250ml)	오렌지 2개(중과 250g)
13시	바나나 2개	바나나 아보카도 스무디 (350ml)	바나나 아보카도 스무디 (350ml)
15시	참외 2개	바나나 아보카도 스무디 (350ml)	바나나 아보카도 스무디 (350ml)
18시	바나나 2개	바나나 아보카도 스무디 (300ml)	바나나 아보카도 스무디 (350ml)
20시	토마토 2개(300g)	오렌지 키위 스무디 (500ml)	참외 1개, 오렌지 1개 (300g)

───────────── ① 기억하자 ─────────────

❶ 자극적인 음식이 멀어지는 입맛을 가지면 다이어트는 쉬워진다.

❷ 원데이 클렌징은 몸과 피부의 안티에이징 효과를 준다.

❸ 순수한 과일은 몸과 마음과 삶까지 맑아지게 한다.

지방을 태우는
열매 케톤식

인체는 영양소 성분으로 대사하기보다 효소의 반응으로 움직인다. 이누이트가 먹었던 지방은 영양소로 분석한 지방이 아니라 살아 있는 효소가 가득한 '음식'이었다. 이들은 물고기를 땅이나 얼음에 파묻어 삭힌 후 먹기도 했는데 삭혀지는 과정에서 발생하는 효소로 전소화(predigest)가 이루어진 음식이었다. 삭힌 고기를 하이피쉬(high fish)라고 하는데 지친 개에게 하이피쉬를 주면 개가 다시 힘을 얻었다고 한다. 생식과 발효식으로 에너지를 얻은 그들에게서 비만과 심혈관질환은 발견되지 않았다.

지방이 잘 타는 몸이 되려면 지방 분해 효소인 리파아제가 풍부하게 만들어지는 식단을 구성해야 한다. 지방대사가 느린 동

아침 과일 습관

맥경화 환자에게 리파아제를 주입한 결과 지방대사가 바로 활발해졌다. 가공식과 가열식 위주의 식사는 소화 효소를 낭비하게 되고 대사가 느려지게 만든다. 효소 결핍이 비만의 원인이다.

영양소 '지방'보다 효소가 가득한 '고지방 음식'이 더 중요하다. 자연 생식은 가열식보다 에너지 효율이 6배 높고 질병 발생률이 10배나 낮아진다. 자연은 지방이 많은 고지방 음식을 열매로 제공해주고 있다. 아보카도와 올리브, 코코넛과 두리안, 아몬드, 마카다미아, 피칸, 호두 등은 지방이 많은 열매류이다. 지방이 많은 열매의 비율을 높이면 몸은 지방을 태운다. 열매로 케톤을 만들어내니 열매 케톤식이라고 지칭한다.

열매 케톤식은 과일과 함께 견과류를 먹는 간편한 열매식이다. 오전에는 아침 과일을 먹고 낮에는 열량이 많은 바나나와 아보카도, 견과류를 먹는 방법이다. 탄수화물이 부족하면 우리 몸은 지방을 태워 케톤을 에너지원으로 사용한다. 5일간 열매 케톤식을 했을 때 허리둘레 1인치가 줄고 몸은 가벼워졌다. 요리하거나 준비하는 시간이 들지 않고 배가 나오거나 식곤증이 없이 포만감은 충분하다. 집중력이 높아지고 16시간에서 21시간까지 지속할 수 있는 지구력도 준다.

다이어트뿐만 아니라 수험생과 작가, 예술가, 배우 등 장시간 집중력과 지구력이 필요한 사람에게 좋은 식사법이다. 식탐도

성분	함량
07~12시	사과, 오렌지, 수박, 참외, 복숭아 500g
12~16시	바나나 4개 +아보카도 1개 스무디 1000ml
16~19시	마카다미아, 아몬드, 브라질너트, 피칸, 호두, 캐슈너트 모두 100~120g
19~20시	참외, 오렌지, 수박 500g

줄고 완전 소화와 부변으로 몸에 노폐물이 거의 없다. 일반적인 케토제닉 다이어트의 케토플루나 브레인 포그 현상도 없다. 열매 케톤식은 본격적인 아침 과일 다이어트를 시작하는 하루로 선택하거나 5일 프로그램으로 활용하면 좋다.

열매 케톤식에서 아침 과일은 수분이 많으면서 저당도나, 중간당도의 과일을 선택하면 된다. 블루베리, 배, 오렌지, 참외, 사과, 포도, 멜론, 키위, 딸기, 수박, 방울토마토, 토마토를 먹는다. 점심부터는 에너지가 필요하므로 바나나와 아보카도로 만든 에너지 스무디를 먹는다. 배가 고파지는 3~4시쯤에 기호에 맞는 견과류 100~120g을 먹는다. 이때 견과류는 지방 함량이 많은 마카다미아, 브라질너트, 헤이즐넛, 아몬드, 피칸과 호두를 주로 먹고 탄수화물이 많은 견과류는 20% 이하로 먹는 것이 좋다.

수박은 칼륨과 시트룰린, 아르기닌이 풍부해서 이뇨 작용을 활발하게 하고 부종에도 좋다. 수박 100g에 당분은 단 5g을 함유하고 있어, 단맛과는 다르게 저당도 과일이다. 여름에 시원하게 먹을 수 있어서 좋지만 찬 성질이 강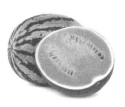
하니 몸이 차가운 사람은 조심하는 것이
좋다. 오렌지와 참외도 칼륨이 많이 함유
되어 있고 항산화 물질인 페놀산이 있어
혈압을 내려주는 효과가 있다. 콜레스테
롤을 저하시켜주고 혈액순환도 원활하게 한다. 참외의 베타카
로틴은 항산화 효과와 세포 재생을 도와 여름철 체력을 지켜주
는 과일로 적합하다.

아보카도는 '숲속의 버터'라는 별명처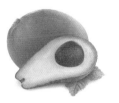
럼 포화지방과 불포화지방산이 전체의
19%를 차지하고 있다. 아보카도를 식사
로 먹었을 때 심장질환이 있는 사람들의
콜레스테롤 수치와 건강이 개선되었다
는 보고들이 있다. 아보카도의 루테인은 눈 건강에 좋고, 세포
재생에 필요한 엽산이 있어 임산부 건강에도 좋은 열매이다.

◆ 아보카도 100g에 들어 있는 영양 성분

	총칼로리 kcal	수분 g	탄수화물 g	지방 g	단백질 g	비타민C mg	칼륨 mg	마그네슘 mg	인 mg	비타민E mg	엽산 ug
아보카도	187	71.3	6.2	18.7	2.1	15	720	33	55	3.6	84

식품의약품안전처, 2019

견과류의 효과는 비만과 심혈관질환, 두뇌건강에서 다양하게 나타나고 있다. 미국식약청(FDA)에서는 호두를 심장 보약이라 하여 하루 43g의 섭취를 권고하고 있다. 오메가3 지방산의 삼총사라 불 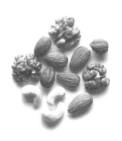 리는 DHA, EPA와 같이 알파리놀렌산(ALA, Alpha Linolenic Acid)이 풍부해서 두뇌 발달에도 좋다. 대규모 간호사 건강 연구에서 마카다미아를 하루 권장량 28g을 꾸준히 먹으면 심장질환의 발생률이 30~50% 줄어든다고 발표했다. 과체중 환자의 혈관 내피 세포의 투과율이 높아져 허리둘레와 총콜레스테롤이 감소되었다. 견과류에 풍부한 아르기닌(Arginine)은 혈관 건강에 좋고 멜라토닌을 3배나 증가시켜 숙면과 세포 재생 등 몸을 회복시키는 데 도움을 준다.

◆ 견과류 1인분 28g의 영양소 함량

견과류	갯수	칼로리	지방	탄수화물	단백질	지:탄:단 비율
아몬드	25	163	14	2	6	7:1:3
브라질너트	11	186	19	2	4	10:1:2
헤이즐넛	25	178	17	2	4	9:1:2
마카다미아	12	204	21	2	2	11:1:1
피칸	19(반쪽)	196	20	2	3	10:1:2
호두	13(반쪽)	185	18	2	4	9:1:2
잣	3큰술	191	19	3	4	6:1:1
캐슈너트	19개	157	12	8	5	3:2:1
피스타치오	49개	159	13	5	6	3:1:1

출처 : 《케토 다이어트》

아침 과일 습관

열매 케톤식은 견과류의 휴대가 편리한 장점 덕분에 단순하면서 건강한 라이프스타일을 추구하는 사람들에게 매력적인 식사법이다. 아침 과일은 효소의 신선한 포만감을 주고 견과류는 묵직하게 오래 지속되는 포만감을 준다. 나쁜 음식에 대한 식탐도 사라진다. 단, 신맛과 함께 글루탐산 함량이 높아 감칠맛 욕구까지 만족할 수 있는 맛있는 다이어트다.

---

① 기억하자

❶ 음식은 영양소로 보기보나 음식 전체로 보는 것이 정확하다.

❷ 견과류를 활용한 열매 케톤식은 포만감을 주고 식탐 억제에 도움이 된다.

❸ 식사로 먹는 견과류는 살찌지 않고 체지방 감량, 지구력과 집중력 향상 효과가 있다.

과일 리추얼,
준비해야 할 것들

아침 과일 라이프스타일을 위해 나만의 특별한 과일 리추얼이
도움이 된다. 리추얼(ritual)은 '종교상의 의식 절차'라는 의미
로 반복적인 습관을 통해 정서적 안정을 준다. 운동을 하려고
마음먹으면 그 운동에 맞는 스포츠웨어와 장비를 구입한다. 요
가를 하려면 요가복을 사고, 자전거 라이딩을 위해 자전거와 헬
멧, 멋진 라이딩복도 준비한다. 골프나 수영 등도 마찬가지다.
뭔가 준비물을 챙기며 마음을 더 다지기도 한다.

아침 과일 라이프스타일도 꾸준히 하기 위해서 아주 단순한
준비물이 있다. 이 준비를 하는 것과 하지 않는 것의 차이는 크
다. '과일은 뭐 그냥 마트 가서 사면 되지'라고 생각했다가 며칠

하다 과일 사기 귀찮다며 포기한다. 몸을 만드는 사람들이 닭 가슴살 샐러드나 방울토마토 도시락, 삶은 달걀 가방 등 뭔가를 준비하는 것을 당연히 여기듯, 과일 리추얼을 하면 쉽게 포기하지 않는다. 과일을 준비하고 먹는 모든 과정에서 뭔가 더 특별한 느낌과 즐거운 기분이 든다.

과일 리추얼은 과일 장보는 습관과 세 가지 준비물이면 된다. 과일 가방과 과일 접시, 과일 보틀이다. 먼저 과일 장보는 곳을 무세 군데 정하는 것이 좋다. 집 근처 마트나 도매 과일가게, 인터넷 과일가게 등 몇 군데를 정하고 주기적으로 집에 과일을 챙겨놓는 습관을 들이면 좋다.

나는 강아지와 산책길에 과일장을 보는 리추얼이 있다. 계절 따라 과일의 종류가 바뀌고 매주마다 진열이 달라진다. 빨강, 노랑, 초록, 주황, 녹색 등 다양한 컬러의 과일을 보는 것은 옷가게를 보는 것만큼이나 신선하고 재미있다. 이번엔 어떤 과일이 맛있을까? 내 몸이 어떤 과일을 원하고 있을까?

내 몸이 원하는 과일을 골라본다. 쇼핑을 좋아하는 사람은 아이쇼핑만 해도 즐겁듯이 과일을 보기만 해도 기분이 좋아질 수 있다. 인터넷 쇼핑을 즐기듯 과일 쇼핑을 즐긴다. 자주 가는 과일가게는 새로 입고된 과일과 가격 및 할인행사를 알려주는 문자를 보내주기도 한다. 단골가게로 정해두고 잘 활용하면 소소한 즐거움이 된다.

꾸준한 라이프스타일 습관이 되도록 과일과 과일 스무디는 직접 준비하는 것이 좋다. 해외 셀럽들이 클렌즈 주스를 유행 시켜 요즘 우리나라에서도 클렌즈 주스를 판매하는 곳들이 있 지만 스스로 준비하는 것이 좋다. 시판 주스는 성분 확인이 어 렵고 가격도 많이 비싼 편이다. 섬유질을 제거해서 혈당을 올릴 수도 있고 당도가 높아 나에게 적합하지 않을 수 있다.

아침 과일 라이프스타일은 체중 감량 후 원래대로 돌아가는 일시적인 식단이 아니다. 맛있고 건강하게 살이 빠지니 한번 빠 져들면 꾸준히 할 수밖에 없게 된다. 과일을 준비하는 모든 과 정을 일처럼 여기지 말고 나의 습관으로 만드는 것이 좋다. 직 접 내 몸을 위해 원데이 클렌즈 주스를 준비하는 시간을 아깝게 여기지 말자. 일부 비싼 과일도 있으나 꼭 비싼 과일을 자주 먹 을 필요는 없다. 제철에 나오는 과일이면 충분하다. 사계절 내 내 나오는 사과와 바나나는 치킨보다도 훨씬 저렴하다. 그동안 고기나 술, 치킨에 지출한 비용과 바꾸어 계산해보면 과일장이 더 저렴하다는 것을 느낄 수 있다.

골프 장비나 수영 가방을 챙기듯 산뜻한 과일 가방을 준비한 다. 비닐봉투에 싸서 가방에 대충 넣고 다니는 것보다 과일 가방에 챙기면 더 잘 실천하게 된다. 여름이라면 과일 보냉 가방을 준비해보자. 작은 아이스팩을 넣으면 하루 종일 과일이 상하지 않는다. 일반 가방과 비슷한 형태의 심플하고 예쁜 보냉 가방이 많다. 늘 바나나 한두 개 더 여유 있게 가지고 다니면 갑작스런 외식이나 모임에 대비할 수 있어서 든든하다. 운동 후 45분 안에 바나나를 먹으면 근육 생성에도 도움이 된다.

집에서 과일을 먹을 경우, 크고 넓은 접시에 플레이팅해서 먹으면 더 행복한 기분이 든다. 과일은 다양한 색깔과 향기 그 자체로 아름답고 과일 식사를 하면 요리에 드는 시간과 노력이 줄어든다. 깔끔하고 단아한 큰 접시에 과일 플레이팅을 하면 더 많은 양을 먹게 된다. 예쁜 과일 사진을 많이 보는 것도 큰 도움이 된다. 핸드폰에도 예쁜 과일 사진을 배경화면에 해놓고 자주 보면 그만큼 자주 먹게 된다.

마지막으로 과일 스무디 보틀을 준비하자. 원데이 클렌즈를 하거나 업무에 집중해야할 때 과일 스무디를 준비하면 꽤 효율적이다. 점심식사 시간도 아끼고 그 시간에 운동을 하거나 나만의 시간을 보낼 수 있다. 350ml 보틀 세 개나 500ml 보틀 두 개, 또는 1L 보틀도 좋다. 과일은 생으로 먹는 것이 제일 좋으나 과일 스무디가 주는 변화와 행복감도 꽤 크다.

4년째 아침 과일 라이프스타일을 실천하면서 과일 스무디로 변화를 주니 더 많이 먹을 수 있게 되고 마시는 본능을 해결할 수 있어서 좋았다. 커피와 다른 간식이 아예 생각나지 않게 된다. 아침에 과일 스무디를 준비하면 과일의 색이 변할 수 있고 약간의 영양소가 파괴될 수 있으나 그보다 더 큰 혜택을 누릴 수 있다.

과일 스무디가 맛있다고 느끼는 순간 다이어트는 아주 쉬워진다. 과일을 준비하고 믹서에 갈고 보틀에 담는 과정이 즐거운 리추얼이 될 수 있기 때문이다. 과일을 즐기는 사람들은 과일 장보는 시간도 행복하고, 과일을 썰어 플레이팅하는 것도 즐거워한다. 즐거운 과일 리추얼은 내 몸의 건강과 다이어트를 보장한다.

ⓘ 기억하자

❶ 과일 리추얼은 꾸준하고 건강한 습관을 만들어준다.

❷ 과일장을 직접 보면 과일을 더 좋아하게 된다.

❸ 과일 장보는 습관과 과일 가방, 과일 플레이팅, 과일 보틀을 준비하면 된다.

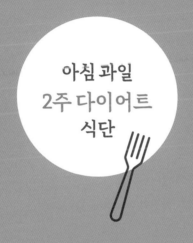

아침 과일
2주 다이어트
식단

- 아침은 반드시 과일만, 점심은 지방 요리와 한식으로,
  저녁은 과일 스무디와 샐러드를 추천합니다.

- 혈당을 안정시켜 지방을 태우는 몸으로 바꿔주는
  2주 식단을 실천하며 건강하게 다이어트합니다.

1주
- 아침 과일 적응하기
- 지방으로 식욕 조절하기
- 싱싱한 입맛 개선하기

요일	일	월	화	수	목	금	토
	클렌징 데이	'배부르게' 혈당안정기 (채소해산물볶음)			'싱싱하게' 입맛개선기 (한식)		
아침	사과 토마토 총 500g	참외 500g	수박(포도) 500g	사과 토마토 총 500g	복숭아 500g	수박(포도) 500g	참외 500g
점심	바나나 아보카도 스무디 500ml	오징어 기버터볶음 채소샐러드	관자 기버터볶음 채소샐러드	새우 기버터 볶음 채소샐러드	잡곡밥 새송이볶음 쌈채소 양배추쌈	곤드레밥 해조류 쌈채소 오이	잡곡밥 새우브로콜리 볶음 마구이 쌈채소 다시마쌈
저녁	수박 복숭아 총 500g	수박 참외 총 500g	참외 토마토 총 500g	바나나 토마토 스무디 500ml	연어 채소샐러드	토마토 아보카도 샐러드	토마토 연어샐러드

◆식단 구성에 참고하세요
채소샐러드: 양상추, 파프리카, 브로콜리 + 간단한 소스
견과류: 마카다미아, 아몬드, 브라질너트
공복 간식: 과일 또는 견과류
기버터: 혈당 안정기에서 사용하는 기버터는 30~50g 정도로 충분히

2주
- 디톡스하기
- 혈당 유지시키기
- 싱싱한 입맛 유지하기

요일	일	월	화	수	목	금	토
	클렌징 데이	'배부르게' 열매 케톤식			'싱싱하게' 입맛 개선기(자연식)		
아침	사과 토마토 총 500g	참외 500g	수박(포도) 500g	사과 토마토 총 500g	참외 500g	수박(포도) 500g	복숭아 500g
점심	아보카도 연어 채소샐러드	바나나(4개) 아보카도(1개) 스무디 견과류 100g			바나나 2개 고구마 2개	바나나 2개 옥수수 2개	바나나 2개 고구마 2개
저녁	아몬드 마카디미아 80g	바나나 오렌지 스무디 500ml	바나나 토마토 스무디 500ml	바나나 키위 스무디 500ml	토마토 아보카도 샐러드	토마토 새우 샐러드	토마토 연어 샐러드

◆ 3주부터는 해산물, 한식, 열매 케톤식, 자연식 총 4가지 식단 중 가장 잘 맞는 식단을 골라 진행합니다.

◆ 해산물에 알러지가 있다면 달걀, 돼지고기, 소고기로 대체 가능합니다.

참고도서

《감정의 식탁》게리 웬크 지음/ 김윤경 옮김/ 알에이치코리아

《건강 음식 질병에 관한 오해와 진실》콜린 켐벨, 토마스 켐벨 지음/ 유자화 옮김/ 열린과학

《고기가 아니라 생명입니다》황주영, 안백린 지음/ 들녘

《고기를 끊지 못하는 사람들》마르타 자라스카 지음/ 박아린 옮김/ 메디치미디어

《과식의 종말》데이비트 A. 케슬러 지음/ 이순영 옮김/ 문예출판사

《굶지 말고 해독하라》안드레아스 모리츠 지음/ 정진근 옮김/ 에디터

《기적의 식단》이영훈 지음/ 북드림

《내 몸 다이어트 설명서》마이클 로이젠, 메멧 오즈 지음/ 박용우 옮김/ 김영사

《내 몸 대청소》프레데릭 살드만 지음/ 김희경 옮김/ 김영사

《내 몸을 살리는 곡물 과일 채소》박태균 지음/ 디자인하우스

《내 몸을 살리는 식물영양소》한국영양학회 지음/ 들녘

《내 몸의 만능일꾼, 글루탐산》최낙언 지음/ 뿌리와이파리

《다이어트의 정석》수피 지음/ 한문화

《독소를 비우는 몸》제이슨 펑, 지미 무어 지음/ 이문영 옮김/ 라이팅하우스

《로푸드 스무디》이지연 지음/ 레시피팩토리

《리추얼》메이슨 커리 지음/ 강주헌 옮김/ 책읽는수요일

《맛의 과학》밥 홈즈 지음/ 원광우 옮김/ 처음북스

《맛 이야기》최낙언 지음/ 행성B잎새

《몸에 좋은 색깔음식 50》정이안 지음/ 고려원북스

《몸을 살리는 자연식 밥상 365》김옥경 지음/ 수작걸다

《몸이 되살아나는 장 습관》김남규 지음/ 매일경제신문사

《무엇을 먹을 것인가》콜린 캠벨, 토마스 캠벨 지음/ 유자화 옮김/ 열린과학

《뭐든지, 호르몬!》이토 히로시 지음/ 윤혜원 옮김/ 계단

《미니멀 키친》KBS 과학카페 제작팀 지음/ 애플북스

《백년운동》정선근 지음/ 아티잔

《병의 90%는 간 때문이다》우중차오 지음/ 이은정 옮김/ 다온북스

《사과의 건강 기능성과 신기술》대구경북능금농협 지음/ 경북대학교출판사

《생명을 살리는 미래 영양학》김수현 지음/ 중앙생활사

《4주 해독다이어트》박용우 지음/ 비타북스

《소금 지방 산 열》사민 노스랏 지음/ 제효영 옮김/ 세미콜론

《스마트푸드 다이어트》엘리아나 리오타 외 지음/ 김현주 옮김/ 판미동

《슬림디자인》브라이언 완싱크 지음/ 문정훈, 서울대 푸드비즈니스랩 옮김/ 예문당

《식새료 사전》히로타 다카코 지음/ 김선숙 옮김/ 성안당

《아침주스&과일 채소 식이요법》와타요 다카호 지음/ 황미숙 옮김/ 새로운제안

《아침 주스, 저녁 샐러드》문인영 지음/ 나무수

《암을 고치는 막스거슨 식사요법의 비밀》막스거슨 지음/ 윤승천, 김태수 옮김/ 건강신문사

《야채즙 과일즙》노먼 워커 지음/ 윤승천, 김태수 옮김/ 건강신문사

《약 대신 주스》유승선 지음/ 길벗

《오늘의 키토식》키토제닉 다이어트 카페 지음/ 길벗

《왜, 살은 다시 찌는가》린다 베이컨 지음/ 이문희 옮김/ 와이스북

《운동화 신은 뇌》존 레이티, 에릭 헤이거먼 지음/ 이상헌 옮김/ 북섬

《월든》헨리 데이비드 소로우 지음/ 김석희 옮김/ 열림원

《음식 원리》DK 편집위원회 지음/ 변용란 옮김/ 사이언스북스

《21세기 영양학 원리》최혜미 외 지음/ 교문사

《1일 효소 단식》츠루미 다카후미 지음/ 박재현 옮김/ 이상미디어

《조화로운 삶》헬렌 니어링, 스콧 니어링 지음/ 류시화 옮김/ 보리

《지방대사를 켜는 스위치온 다이어트》박용우 지음/ 루미너스

《지방을 태우는 몸》지미 무어, 에릭 C. 웨스트먼 지음/ 이문영 옮김/ 라이팅하우스

《지방의 진실 케톤의 발견》무네타 테츠오 지음/ 양준상 옮김/ 판미동

《지방의 역설》니나 타이숄스 지음/ 양준상, 유현진 옮김/ 시대의창

《최강의 식사》데이브 아스프리 지음/ 정세영 옮김/ 앵글북스

《케토 다이어트》리앤 보젤 지음/ 이문영 옮김/ 라이팅하우스

《케토채식》닥터 윌 콜 지음/ 정연주 옮김/ 테이스트북스

《케톤식 식사 가이드》세브란스병원 영양팀 외 지음/ 싸이프레스

《케톤하는 몸》조셉 머콜라 지음/ 김보은 옮김/ 판미동

《코코넛 오일의 기적》브루스 파이프 지음/ 이원경 옮김/ 미메시스

《텔로미어》마이클 포셀 외 지음/ 심리나 옮김/ 쌤앤파커스

《헬렌 니어링의 소박한 밥상》헬렌 니어링 지음/ 공경희 옮김/ 디자인하우스

《헬스의 정석》수피 지음/ 한문화

《호로몬 밸런스》네고로 히데유키 지음/ 이연희 옮김/ 스토리3.0

《효소치료》신현재 지음/ 이채

*참고 도서는 제목의 가나다순으로 정리했으며, 이 외에 여러 편의 연구 자료 및 논문을 참고하였습니다.

평생 살찌지 않는 몸으로 만들기

아침 과일 습관

1판 1쇄 발행 2020년 8월 7일
1판 8쇄 발행 2024년 5월 17일

지은이 류은경
펴낸이 김성구

편집 박현주
콘텐츠본부 고혁 조은아 김초록 이은주 이영민
마케팅부 송영우 김나연 김지희 강소희
제작 어찬
관리 안웅기

펴낸곳 (주)샘터사
등록 2001년 10월 15일 제1－2923호
주소 서울시 종로구 창경궁로35길 26 2층 (03076)
전화 1877-8941 | 팩스 02-3672-1873
이메일 book@isamtoh.com | 홈페이지 www.isamtoh.com

ISBN 978-89-464-7336-2 03510

값은 뒤표지에 있습니다.
잘못 만들어진 책은 구입처에서 교환해드립니다.

샘터 1% 나눔실천
샘터는 모든 책 인세의 1%를 '샘물통장' 기금으로 조성하여 매년 소외된 이웃에게
기부하고 있습니다. 2023년까지 약 1억 1,200만 원을 기부하였으며,
앞으로도 샘터는 책을 통해 1% 나눔실천을 계속할 것입니다.